T0224906

# Jugendliche im Stress

Arnold Lohaus

Mirko Fridrici

Holger Domsch

# Jugendliche im Stress

Was Eltern wissen sollten

Mit 8 Abbildungen und 10 Tabellen

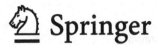 Springer

**Arnold Lohaus**
Fakultät Psychologie und Sportwissenschaft
Universität Bielefeld
Bielefeld
Deutschland

**Holger Domsch**
Fachbereich Sozialwesen
Fachhochschule Münster
Münster
Deutschland

**Mirko Fridrici**
Regionale Schulberatungsstelle für den Kreis
Minden-Lübbecke
Minden
Deutschland

Teile dieses Buches erschienen unter Lohaus/Domsch/Fridrici, Stressbewältigung für Kinder und Jugendliche

ISBN 978-3-662-52860-0          ISBN 978-3-662-52861-7    (eBook)
DOI 10.1007/978-3-662-52861-7

Die Deutsche Nationalbibliothek verzeichnet diese Publikation in der Deutschen Nationalbibliografie; detaillierte bibliografische Daten sind im Internet über http://dnb.d-nb.de abrufbar

Umschlaggestaltung: deblik Berlin
Fotonachweis Umschlag: © plherrera/iStock by Getty Images, ID:12952943
Zeichnungen: © Uta Theiling, Mainz

Gedruckt auf säurefreiem und chlorfrei gebleichtem Papier

Springer ist Teil von Springer Nature
Die eingetragene Gesellschaft ist Springer-Verlag GmbH Germany
Die Anschrift der Gesellschaft ist: Heidelberger Platz 3, 14197 Berlin, Germany

# Vorwort

Das Jugendalter gleicht einer Großbaustelle. Jugendliche sind vielfältigen Veränderungen ausgesetzt: Es kommt zu Umbaumaßnahmen im Bereich von Körper und Gehirn, zu Renovierungsarbeiten am Selbstkonzept und am eigenen Selbstverständnis. Bauzäune werden für eine veränderte Intimsphäre aufgestellt. Baustellen sind stressig für die Bauherren selbst – in diesem Fall für die Jugendlichen, aber auch für ihre Umgebung, z. B. für ihre Eltern. Einige Jugendliche verkraften die Umbauphase problemlos, bei anderen geht es auf und ab – und wieder anderen bereiten die Baustellenarbeiten erhebliche Probleme. Das soziale Umfeld (Eltern, Geschwister, Freunde etc.) kann unterstützende Funktionen bei den Umbaumaßnahmen übernehmen, kann aber gelegentlich auch hinderlich sein. Die Metapher eines Baustellenbetriebs wird in diesem Buch immer wieder aufgegriffen, um nicht nur Probleme des Jugendalters, sondern auch Lösungswege zu verdeutlichen.

Zu Beginn (▶ Kap. 1) wird zunächst auf die physischen, psychischen und sozialen Veränderungen eingegangen, die im Jugendalter stattfinden. Dabei wird deutlich, dass es durch die vielfältigen Anforderungen auf der „Baustelle Jugendalter" zu einem erhöhten Stresserleben kommen kann. Sich dies zu verdeutlichen, macht den Umgang mit Jugendlichen oftmals bereits einfacher. Im folgenden Kapitel (▶ Kap. 2) wird auf Komplikationen eingegangen, die den Baustellenbetrieb zusätzlich erschweren können. Dies gilt beispielsweise dann, wenn psychische Probleme oder chronische Erkrankungen hinzukommen. Es folgt ein Kapitel (▶ Kap. 3) zu den modernen Begleitern vieler Jugendlicher: den Medien (wie Smartphone, soziale Online-Netzwerke usw.). Immer wieder konnten wir in Beratungen feststellen, dass Medien sowohl Segen als auch Fluch bei der Problembewältigung sein können. Im nächsten Kapitel (▶ Kap. 4) geht es um einen weiteren Begleiter der Jugendlichen: die Eltern. Zentral ist die Frage, was Eltern dazu beitragen können, den Baustellenstress ihrer jugendlichen Kinder zu reduzieren. Gute Begleitung bedeutet dabei immer auch, den eigenen Stress in Angriff zu nehmen und für sich selbst zu sorgen. Im folgenden Kapitel (▶ Kap. 5) steht dann der Baustellenstress von Jugendlichen im Vordergrund: Was können Jugendliche tun, um weniger Stress zu haben? Besprochen wird dabei eine Vielzahl unterschiedlicher Hilfestellungen, z. B. Problemlösekompetenzen, Zeitmanagement, positives Denken sowie Entspannung und Belastungsausgleich. Auch Themen wie Ernährung und Schlaf sowie Stress durch Langeweile gehören in diesen Bereich. Im abschließenden Kapitel (▶ Kap. 6) stehen dann institutionelle Hilfen für Jugendliche im Vordergrund. Da es manchmal auch sinnvoll ist, sich von außen Unterstützung zu holen, sollen in diesem Kapitel Informationen gegeben und Hemmnisse abgebaut werden.

Auch wenn dieses Buch ein breites Spektrum an Anregungen enthält, ist nicht jede Anregung für jeden Jugendlichen oder jede Familiensituation passend. Wir denken, dass es wichtig ist, die vielfältigen Möglichkeiten zur Stressreduktion zu kennen und für sich selbst zu entscheiden, was für die eigene Person hilfreich ist. Wie so häufig gibt es kein Patentrezept, aber mit einer gewissen Bereitschaft, Neues auszuprobieren und damit zu

experimentieren, kann es zu hilfreichen Lösungen kommen, die den Stress von Jugendlichen, aber auch den Stress ihres sozialen Umfelds reduzieren. Es würde uns freuen, wenn
wir mit diesem Buch dazu beitragen können, einerseits ein Verständnis für die Großbaustelle Jugendalter zu wecken und andererseits auch die eine oder andere Möglichkeit zur
Stressreduktion für alle Beteiligten aufzuzeigen. Wir möchten gleichzeitig die Gelegenheit
nutzen, allen zu danken, die am Zustandekommen dieses Buches beteiligt waren. Unser
besonderer Dank gilt dabei Monika Radecki und Sigrid Janke vom Springer Verlag sowie
Uta Theiling, der wir einige Zeichnungen in diesem Buch verdanken.

**Arnold Lohaus, Holger Domsch und Mirko Fridrici**
Bielefeld, im September 2016

# Autorenverzeichnis

**Prof. Dr. Arnold Lohaus**

Professor für Entwicklungspsychologie und
Entwicklungspsychopathologie
Universität Bielefeld

**Dipl.-Psych. Mirko Fridrici**

Leiter der regionalen Schulberatungsstelle für
den Kreis Minden-Lübbecke

**Prof. Dr. Holger Domsch**

Professor für Entwicklungspsychologie der
Lebensspanne
Fachhochschule Münster

# Inhaltsverzeichnis

# Großbaustelle Jugendalter

© Springer-Verlag GmbH Deutschland 2017
A. Lohaus, M. Fridrici, H. Domsch, *Jugendliche im Stress*,
DOI 10.1007/978-3-662-52861-7_1

**1**

*Das Jugendalter als schwierige*
*Lebensphase*

Das Jugendalter gilt oft als eine schwierige Phase, in der vieles hinterfragt wird, was in der Kindheit selbstverständlich und unproblematisch war. Es gibt viele neue Freiheiten und Erkenntnisse, die zum Experimentieren einladen. Manche Jugendliche genießen diesen Lebensabschnitt in vollen Zügen, während andere vielleicht unglücklich sind, weil sie mit ihrem Leben unzufrieden sind. Auch ein Hin- und Herschwanken zwischen den verschiedenen Extremen kommt nicht selten vor. Um dies zu verstehen, ist es sinnvoll, sich mit den vielfältigen Veränderungen, die im Jugendalter stattfinden, vertraut zu machen. Auf den folgenden Seiten soll daher auf die wichtigsten Veränderungen eingegangen werden, um dadurch ein Verständnis für das Erleben und Verhalten im Jugendalter zu wecken.

---

**Beispiel**

Laras Eltern verstehen die Welt nicht mehr. Bis vor einigen Monaten war ihre Tochter noch ein freundliches, ausgeglichenes Mädchen. Sie hat viel Zeit mit der Familie verbracht und war immer eine engagierte und gute Schülerin. Doch neuerdings muss sie immer häufiger zum Lernen ermahnt werden. Lara telefoniert stundenlang mit ihren Freundinnen oder tippt Kurznachrichten auf dem neuen Smartphone. Das morgendliche Waschen und Anziehen im Bad ist zu einer langwierigen Prozedur geworden. Besonders irritierend aber sind ihre Stimmungsschwankungen: Eben noch ausgelassen und euphorisch, zieht Lara nur eine halbe Stunde später eine Schnute und schlägt lautstark Türen zu – oder bricht auch unerwartet in Tränen aus. Dann und wann kommt sie plötzlich ins Wohnzimmer und möchte am liebsten mit den Eltern auf dem Sofa kuscheln. Doch so sehr sich die Eltern über diese seltenen Momente mit ihrer alten Lara auch freuen: Sie müssen sich eingestehen, dass Lara kein Kind mehr ist.

---

*Körperliche Veränderungen*
*während der Pubertät*

Menschen erleben – im Vergleich zu anderen Primaten – eine sehr lange Phase der Kindheit, bevor die Pubertät einsetzt und damit den Eintritt in die Jugendphase markiert. Die Pubertät wird ausgelöst durch hormonelle Veränderungen. Die Hirnanhangdrüse bildet Hormone, die ihrerseits dazu führen, dass Geschlechtshormone gebildet werden (bei Mädchen insbesondere Östrogene und bei Jungen Testosteron). Durch die Geschlechtshormone kommt es zur Ausbildung der Geschlechtsreife. Darüber hinaus werden Wachstumshormone ausgeschüttet, die einen neuen Wachstumsschub in der Pubertät auslösen. Primäre und sekundäre Geschlechtsmerkmale verändern sich, wobei die primären Geschlechtsmerkmale sich auf Organe beziehen, die zur Fortpflanzung notwendig sind (wie Gebärmutter oder Hoden), und die sekundären Geschlechtsmerkmale auf Merkmale, die die Geschlechtsreife signalisieren (wie Scham- und Körperbehaarung). Dabei kommt es bei Jungen zum Wachstum der Hoden und des Penis. Weiterhin werden die erste Scham- und Achselbehaarung sowie der Bartwuchs sichtbar. Die Muskelmasse wächst, und durch den Stimmbruch verändert sich die Stimme. Bei Mädchen wird das Fettgewebe nun anders im Körper verteilt, und es entwickelt sich eine weiblichere Figur. Die Brust und die primären Geschlechtsorgane verändern sich. Mit der ersten Ejakulation bei Jungen bzw. der Menarche bei Mädchen wird schließlich die Geschlechtsreife erreicht (Lohaus u. Vierhaus 2015). Neben den primären und sekundären Geschlechtsmerkmalen werden auch das Gehirn und die Körperproportionen umstrukturiert. Man kann daher mit Recht sagen, dass der gesamte Körper während der Pubertät zur Baustelle wird, da eine Vielzahl von Veränderungen auftreten, die nicht nur den Körper, sondern auch die Psyche betreffen.

Der Zeitpunkt des Pubertätseintritts variiert, und dementsprechend kann es zu einem verfrühten oder verspäteten Pubertätseintritt kommen. Hierbei spielen u.a. genetische Faktoren eine Rolle. Wenn beispielsweise beide Elternteile einen frühen Pubertätseintritt erlebt haben, ist die Wahrscheinlichkeit groß, dass auch die Kinder früh die Pubertät erreichen. Daneben scheint der Körperfettanteil (und damit die Ernährung) eine Rolle zu spielen. Da die vielfältigen Umstrukturierungen während der Pubertät viel Energie benötigen, kann die Pubertät früher ausgelöst werden, wenn ausreichend Energie durch einen hinreichenden Körperfettanteil mobilisiert werden kann. Dies bedeutet, dass es beispielsweise bei Essstörungen, die mit einer geringen Nahrungsaufnahme einhergehen, umgekehrt zu einem verzögerten Pubertätseintritt kommen kann. Auch Erkrankungen, die mit Störungen des Hormonhaushalts einhergehen, können den Zeitpunkt des Pubertätseintritts beeinflussen.

*Variationen beim Zeitpunkt des Pubertätseintritts*

Allgemein ist der Pubertätseintritt in den vergangenen Jahrzehnten in den westlichen Industrienationen durchschnittlich zunehmend früher erfolgt. So lag das Menarchealter im Jahre 1840 noch im Durchschnitt bei 17 Jahren, während es mittlerweile bei 12 Jahren liegt (Silbereisen u. Weichold 2012). Dies wird unter anderem mit den verbesserten Ernährungsbedingungen erklärt, da dadurch die körperlichen Voraussetzungen für den Pubertätseintritt früher gegeben sind (Leidenberger, Strowitzki u. Ortmann 2009). Durch den früheren Pubertätseintritt kommt es zu einer Verkürzung der Kindheitsphase und zu einer Verlängerung der Jugendphase, da

*Historische Veränderungen beim Zeitpunkt des Pubertätseintritts*

die Zeitdauer bis zum Eintritt in das Erwerbsleben durchschnittlich ebenfalls länger geworden ist. Die Jugendphase hat mittlerweile eine zeitliche Ausdehnung erreicht, die deutlich die Zeitdauer der Kindheit übersteigt. Auch wenn die Pubertät, die sich im Wesentlichen auf die Ausbildung der sexuellen Fortpflanzungsfähigkeit des Menschen bezieht, bereits abgeschlossen sein mag, dauert die Jugendphase (Adoleszenz) häufig noch an, da sie neben der Fortpflanzungsfähigkeit auch die kognitive, emotionale und soziale Reifung umfasst (Sisk u. Zehr 2011). Diese Reifung kann auch über das 20. Lebensjahr hinaus noch nicht abgeschlossen sein.

*Folgen eines verfrühten oder verspäteten Pubertätseintritts*

Ein verfrühter oder verspäteter Pubertätseintritt kann mit psychosozialen Konsequenzen für die betroffenen Kinder bzw. Jugendlichen verbunden sein. So kann ein verfrühter Pubertätseintritt dazu führen, dass Betroffene durch ihr reiferes Erscheinungsbild in stärkerem Maße mit bereits älteren Jugendlichen in Kontakt kommen, die zu problematischen Verhaltensweisen (z. B. Alkohol-, Nikotin- und Drogenkonsum) verleiten können. Umgekehrt kann auch ein verspäteter Pubertätseintritt problematisch sein, da dies zu Hänseleien durch andere Jugendliche (z. B. Mitschüler) führen kann, wenn man beispielsweise als 16jähriger Junge noch mit einer Kinderstimme unterwegs ist. Die Folge kann ein niedrigeres Selbstwertgefühl sein. Allgemein kann von einer relativ großen Variationsbreite sowohl beim Eintritt als auch bei der Dauer der Pubertät ausgegangen werden. Im Folgenden soll auf einige spezielle Teilbaustellen in der Phase der Pubertät genauer eingegangen werden.

## 1.1     Teilbaustelle Körper

*Das körperliche Größenwachstum in der Pubertät*

In der Pubertät setzt durch die Wirkung der freigesetzten Wachstumshormone ein verstärktes Längenwachstum ein. Der größte Wachstumsschub findet sich bei Mädchen im Alter von 10 bis 14 Jahren und bei Jungen im Alter von 12 bis 16 Jahren. Das Wachstum verlangsamt sich danach und kommt bei Mädchen im Alter von 16 bis 17 Jahren und bei Jungen im Alter von 17 bis 19 Jahren zum Abschluss (Silbereisen u. Weichold 2012). Das Größenwachstum erfolgt unter anderem aus einer knorpeligen Masse an den Enden der großen Röhrenknochen. Dieser als Epiphysenfuge bezeichnete Bereich verknöchert und verschließt sich am Ende des Größenwachstums. Damit ist das Größenwachstum dann abgeschlossen.

*Veränderung der Körperproportionen und Körperzufriedenheit*

Nicht nur die Körpergröße nimmt während der Pubertät zu, sondern auch die Körperproportionen verändern sich, indem Jungen typischerweise mehr Muskelmasse und Mädchen einen erhöhten Körperfettanteil aufbauen. Die Figur wird dadurch männlicher bzw. weiblicher. Die körperlichen Veränderungen bieten gleichzeitig bei beiden Geschlechtern Anlass zu Unzufriedenheitswahrnehmungen, wenn Abweichungen von den Schönheits- und Schlankheitsidealen bestehen, die beispielsweise in den Medien vermittelt werden. So wünschen sich beispielsweise viele männliche Jugendliche mehr Muskelmasse und viele weibliche Jugendliche eine schlankere Figur. Insgesamt nimmt die Körperzufriedenheit im Übergang von der Kindheit zur Jugend durchschnittlich ab, wobei dies für Mädchen noch stärker gilt als für Jungen (Hagger, Biddle u. Wang 2005). Als Folge kommt es im Jugendalter nicht selten zu Maßnahmen, die die eigene wahrgenommene Attraktivität erhöhen. Dazu können sportliche Aktivitäten gehören, um beispielsweise (vor allem bei Jungen) Muskelaufbau zu betreiben. Dazu können auch Diäten (und weitere Maßnahmen) gehören, um (vor allem bei Mädchen) den wahrgenommenen Schlankheitsidealen zu genügen. Vor allem bei weiblichen Jugendlichen ist dies ein möglicher Faktor, der die Entwicklung von Essstörungen begünstigen kann, wenn die jungen Frauen bestimmte Schlankheitsideale erreichen möchten und deshalb ihr Essverhalten kontrollieren und die Nahrungszufuhr zügeln.

Insgesamt gerät der eigene Körper im Laufe des Jugendalters stärker in den Blickpunkt, weil vielen Jugendlichen daran gelegen ist, attraktiv auf andere zu wirken. Viele Jugendliche gehen davon aus, dass körperliche Attraktivität wichtig ist, um Sozialkontakte (vor allem zu anderen Jugendlichen) aufbauen zu können. Sie legen daher großen Wert auf ihr äußeres Erscheinungsbild. Schönheitsmakel (wie beispielsweise Hautunreinheiten, Pickel etc.) können dadurch zu einer großen Belastung werden.

*Die Bedeutung körperlicher Attraktivität im Jugendalter*

Auch für den Bereich der Sexualität ergeben sich aus den körperlichen Veränderungen während der Pubertät gravierende Konsequenzen. Das Interesse an Sexualitätsthemen wächst häufig deutlich an. Es kommt gegebenenfalls zur Aufnahme sexueller Aktivitäten und darauf bezogener Verhaltensmuster (z. B. Maßnahmen zur Schwangerschaftsverhütung oder zur Vermeidung sexuell übertragbarer Erkrankungen). Das Jugendalter kann dabei als eine Art Experimentierfeld gesehen werden, in dem durch verschiedene Erfahrungen eine eigene sexuelle Identität entwickelt wird.

*Erwachen des Interesses an Sexualität*

Man kann die Lage so zusammenfassen, dass die Heranwachsenden mit einer Vielzahl an körperlichen Veränderungen konfrontiert sind, die nicht nur mit positiven, sondern auch mit negativen Wahrnehmungen verknüpft sind. Es entsteht ein differenziertes Körperselbstbild, das die Quelle von Zufriedenheit, aber auch von erlebter Unzufriedenheit sein kann.

*Körperliche Veränderungen, Körperselbstbild und (Un-) Zufriedenheit*

**1**

## 1.2 Umbaumaßnahmen im Gehirn

*Anpassungen bei der Körperkoordination*

Auch wenn die körperlichen Veränderungen deutlich stärker ins Auge fallen, sind die Umorganisationen im Bereich des Gehirns wahrscheinlich sogar noch gravierender. Zunächst ist es naheliegend, dass die veränderte Körpergröße und die neuen Körperproportionen Anpassungen bei den Gehirnarealen notwendig machen, die für die Körpersteuerung erforderlich sind. Diese Anpassungen erfolgen schnell, da eine ausreichende Körperbeherrschung lebenswichtig ist. Dennoch wirken viele Jugendliche zeitweise etwas schlaksig und unbeholfen, weil der Umgang mit den veränderten Körperproportionen eine gewisse Anpassungsleistung erfordert.

*Veränderungen bei der Emotionsverarbeitung*

Andere Anpassungen benötigen jedoch mehr Zeit, bis sie vollständig wirksam sind. Dazu gehören beispielsweise Umstrukturierungen im Bereich des präfrontalen Kortex. Dieser von der Menschheitsgeschichte her betrachtet junge Teil des Gehirns stellt so etwas wie eine zentrale Schaltstelle für ein selbstreflektiertes, selbstgesteuertes Verhalten dar. Dem Gehirnareal werden Bereiche wie die Planung und Organisation von Handlungsabläufen oder auch die Kontrolle über Handlungen zugeschrieben (planen, entscheiden, organisieren, kontrollieren und ggf. unterbrechen etc.). Weiterhin kommt es zu Veränderungen im Bereich des limbischen Systems, das insbesondere für die Verarbeitung von Emotionen und emotionalen Reizen zuständig ist. Vor allem diese Veränderungen sind eine mögliche Erklärung dafür, dass es gerade im Jugendalter häufig noch Schwierigkeiten bereitet, Emotionen zu kontrollieren und Handlungen (längerfristig) zu planen. Nach Konrad (2011) gewinnen bei Jugendlichen vielfach die bereits weiter gereiften Hirnareale, die für die Emotionsverarbeitung zuständig sind, die Oberhand über das noch nicht entsprechend ausgereifte präfrontale Kontrollsystem. Dies kann die vielfältigen Stimmungsschwankungen erklären, die im Jugendalter recht verbreitet sind. Weiterhin steht bei Jugendlichen häufig das aktuelle Erleben und Handeln im Vordergrund, während es noch Schwierigkeiten bereitet, zukünftige Konsequenzen zu bedenken. Ein rationales und planvolles Handeln fällt vielen Jugendlichen daher schwer, und nicht selten werden zuvor gefasste Pläne durch plötzlich auftretende Emotionen durchkreuzt – nach dem Motto: „Carpe diem – was kümmert mich der Schulabschluss, ich werde Rockstar!"

> **Beispiel**
>
> Der Vater von Paul berichtet über die schwankenden Berufspläne seines Sohnes. Gefühlt kommt dieser jeden Monat mit einer anderen „brennenden" Idee nach Hause, was

er werden wird. Tatsächlich stehen Paul viele Wege offen. Er hat sein Abitur befriedigend abgeschlossen, ist mehrsprachig aufgewachsen und zeigt verschiedene Interessen und Talente. Zunächst haben seine Eltern ihm immer wieder vermittelt, dass er sich für die schwierige Berufsfindung Zeit lassen soll. Jetzt – nach einem Jahr des Suchens und Verweilens in der elterlichen Wohnung – werden sie allmählich ungeduldig. Wenigstens einen kleinen Job könnte er machen. Wenn es doch wie früher wäre, da haben die Söhne einfach denselben Job gemacht wie der Vater …

Die Reorganisationen des Gehirns stehen mit einer Reihe von Veränderungen im Hormon- und Neurotransmitterhaushalt in Verbindung. Neurotransmitter sind Botenstoffe im Gehirn, die u.a. bei der Weiterleitung von Informationen zwischen Nervenzellen eine Rolle spielen. Neben der Ausschüttung von Sexual- und Wachstumshormonen kommt es beispielsweise zu Veränderungen im Melatonin-Stoffwechsel. Die Melatonin-Ausschüttung ist maßgeblich an der Steuerung des Schlaf-Wach-Rhythmus beteiligt. In der Pubertät verringert sich nicht nur die Menge des ausgeschütteten Melatonins, sondern es kommt darüber hinaus auch im Tagesablauf zu einer späteren Melatonin-Ausschüttung. Die Folge ist, dass sich nicht nur die Schlafdauer reduziert, sondern dass auch die Müdigkeit später einsetzt. Langes Wachbleiben ist dementsprechend normal. Als Konsequenz schlafen viele Jugendliche nicht nur später, sondern auch insgesamt weniger. Da häufig dennoch ein früher Schulbesuch notwendig ist, kommt es nicht selten zu Schlafmangel. Entsprechend schwierig ist es bei einigen Jugendlichen, sie morgens zu einem rechtzeitigen Aufstehen zu bewegen. Übrigens gibt dieser Effekt auch einen Hinweis darauf, wann die Pubertät beendet ist: Man wird wieder früher müde.

*Veränderungen im Hormon- und Neurotransmitterhaushalt*

Eine weitere wichtige Veränderung betrifft die geringere Stimulation des Hirnbelohnungssystems durch solche Neurotransmitter, die mit dem Erleben positiver Emotionen verbunden sind. Hierunter fällt vor allem der Botenstoff Dopamin. Dies bedeutet, dass die Wahrscheinlichkeit, negative Emotionen zu erleben, erhöht ist und dass verstärkte Anstrengungen erforderlich sind, um positive Emotionen zu empfinden. Hier lässt sich beispielsweise einordnen, dass teilweise ein erhöhter Alkohol- und Drogenkonsum stattfindet, da dadurch ebenfalls das Hirnbelohnungssystem angesprochen wird. Aber auch vielfältige andere Maßnahmen, die zum Erleben eines „Kick" führen, fallen in diesen Bereich. Als besonders problematisch kann dabei gelten, dass viele Jugendliche noch nicht über

*Geringere Stimulation des Hirnbelohnungssystems*

**1**

gute Emotionsregulationsfähigkeiten verfügen. Negative wie auch positive Emotionen können dadurch leicht „überschießen". Auch dies kann zu den Gefühlsschwankungen, die schnell von einem zum anderen Extrem reichen können, beitragen.

## 1.3    Renovierungsarbeiten am Ich

*Die Identitätsentwicklung als zentrales Thema des Jugendalters*

Viele Eltern erleben es durchaus als anstrengend, die körperlichen und psychischen Veränderungen ihrer Kinder zu begleiten. Wenn man jedoch als Jugendlicher selbst betroffen ist, bleibt einem gar nichts anderes übrig, als sich mit diesen Veränderungen auseinanderzusetzen – und das den ganzen Tag. Vollzogen sich die Veränderungen während der Kindheit in der Regel über längere Zeiträume, nimmt die Geschwindigkeit in der Pubertät noch einmal rasant zu. Es finden in einem relativ kurzen Zeitraum vielfältige Umstrukturierungen statt, die das bisherige Leben stark verändern. Es ist daher nicht verwunderlich, dass es auch zu Veränderungen des Selbstkonzepts und der eigenen Identität kommt, die nicht nur das Bild vom eigenen Körper betreffen. Im Kindesalter ist die Entwicklung einer eigenen Identität typischerweise kein Thema. Die meisten Kinder orientieren sich beim Aufbau ihrer Identität an dem, was ihnen durch ihr soziales Umfeld vermittelt wird. Im Jugendalter wird diese „übernommene Identität" (Marcia 1980) jedoch vielfach hinterfragt. Viele Jugendliche begeben sich auf die Suche nach einer eigenen Gestaltung ihrer Identität. Sie sind dabei sehr stark mit sich selbst beschäftigt und vernachlässigen vieles, was außerdem um sie herum geschieht. Dieses Phänomen wurde von Elkind (1967) als Jugendegozentrismus beschrieben. Damit ist gemeint, dass viele Jugendliche das eigene Erleben und Verhalten in den Mittelpunkt rücken und damit so beschäftigt sind, dass sie viele andere (auch wichtige) Dinge aus dem Blickfeld verlieren. Die starke Beschäftigung mit sich selbst führt allerdings auch dazu, dass nicht nur positive, sondern auch negative Seiten der eigenen Person zutage treten. Dies kann Selbstzweifel und Gefühlsschwankungen zur Folge haben.

*Das imaginäre Publikum*

Zum Jugendegozentrismus gehört das Gefühl des imaginären Publikums. Gemeint ist damit, dass Jugendliche sich häufig im Mittelpunkt des Geschehens wähnen. Sie haben in vielen Situationen vermehrt die Wahrnehmung, dass alle auf sie achten und jede mögliche Peinlichkeit mitbekommen – leider auch jede mögliche Peinlichkeit ihrer eigenen Eltern.

*Gefühl des Unverstandenseins bei vielen Jugendlichen*

Nicht selten ist im Jugendalter auch der Glaube an die Einzigartigkeit des eigenen Denkens verbreitet (Elkind 1967). Viele

Jugendliche fühlen sich deshalb von anderen unverstanden, weil sie davon ausgehen, dass ihr Denken so einzigartig ist, dass es von anderen ohnehin nicht nachvollzogen werden kann. Dadurch kommt es bei einigen Jugendlichen zu der Überzeugung, von ihrer sozialen Umgebung nicht verstanden und (als Folge) auch nicht akzeptiert zu werden.

> **Beispiel**
>
> Amelie hat sich mal wieder mit ihrer besten Freundin Jule gestritten. Das passiert in letzter Zeit häufiger. Oft fühlt sie sich von ihr hintergangen und im Stich gelassen, wenn Klassenkameradinnen ihr blöde Sprüche an den Kopf werfen und Jule sie nicht verteidigt, sondern manchmal sogar mitlacht. Dann fühlt Amelie sich sehr allein. Enttäuschung und Wut sind in solchen Situationen nah beieinander, und später kommt die Angst hinzu. Ganz leise betritt sie die elterliche Wohnung und versucht, in ihr Zimmer zu schleichen. Sie weiß genau, was kommt, wenn ihre Mutter sie sieht: Geschichten von früher! Wie es bei ihrer Mutter war und dergleichen. Als ob andere im Ansatz verstehen könnten, wie es Amelie in solchen Momenten geht. Und was weiß ihre Mutter überhaupt – die kennt ja nicht einmal Twitter und Facebook!

*Entscheidende Weichenstellungen für die zukünftige Entwicklung*

Es gibt im Jugendalter viele Baustellen, aber die Ich-Entwicklung ist sicherlich die Zentrale, bei der die Fäden zusammenlaufen. Beispielsweise können die Konsequenzen, die aus den Erfahrungen während der Pubertät für das eigene Selbst gezogen werden, den weiteren Lebensweg entscheidend prägen. Überwiegen die positiven Erfahrungen, kann beispielsweise eine optimistische Grundhaltung entstehen, die dazu beiträgt, auch schwierige Situationen in der Zukunft zu meistern. Umgekehrt können viele negative Ereignisse, die nicht bewältigt werden konnten, zu einem geringen Selbstwertgefühl und zu einer pessimistischen Grundhaltung führen.

*Entwicklung von Normen und Werten, die das spätere Leben prägen*

Praktisch alle großen Theorien, die sich mit der Selbstkonzept- und Identitätsentwicklung befasst haben, sehen das Jugendalter deshalb als zentrale Phase. Hier werden viele Weichen gestellt, welche die Arbeit auf zukünftigen Baustellen, die es auch in späteren Lebensphasen geben kann, erleichtern oder erschweren können. Dazu gehört insbesondere auch die Entwicklung von Normen und Werten, die aus der Auseinandersetzung mit gesellschaftlichen Wertsystemen entstehen und das zukünftige Leben mitbestimmen. Gelingt es nicht, Normen und Werte zu entwickeln, die mit den

*Jugendliche sozialisieren ihre Eltern*

Wertvorstellungen einer Gesellschaft in Einklang stehen, dann kann sich daraus ein zukünftiges Konfliktpotenzial entwickeln.

Während in der Kindheit eher die Übernahme der bisherigen Werte und Normen einer Gesellschaft im Vordergrund steht, bietet das Jugendalter das Potenzial, diese Normen und Werte der Kindheit zu hinterfragen und gegebenenfalls neu zu definieren. Während die Elterngeneration die traditionellen Werte und Normen repräsentiert und an ihre Kinder weitergibt, steht die Jugendgeneration verstärkt für Veränderungen, die sich aus der Auseinandersetzung mit diesen Werten und Normen ergeben (Walter, Liersch u. Gerlich 2011). Die vielfältigen Anlässe für Auseinandersetzungen mit Werten und Normen und die damit verbundenen Konflikte bieten damit viele Chancen zu Weiterentwicklungen, die sich nicht nur gesamtgesellschaftlich, sondern auch in kleinerem Rahmen (z. B. innerhalb einer Familie) ergeben können. In der Kindheit dominiert eine Sozialisation der Kinder durch ihre Eltern, während in der Jugendzeit nicht selten auch die Kinder verstärkt zur Sozialisation ihrer Eltern beitragen. Aus den Auseinandersetzungen mit den Kindern lernen häufig auch die Eltern für ihr eigenes Leben. Sie werden mit neuen Themen und Problemen konfrontiert und müssen sich damit auseinandersetzen, was letztlich auch für die Eltern eine Bereicherung sein kann – und nicht nur als Last empfunden werden muss.

## 1.4    Baustellenpartner: Die Bedeutung sozialer Beziehungen

*Ablösung von der Herkunftsfamilie*

Im Kindesalter werden die Eltern vielfach als Repräsentanten der geltenden Normen und Werte gesehen und anerkannt. Dies ändert sich im Jugendalter: Im Zuge der Entwicklung einer eigenständigen Identität werden die Rolle der Eltern und die von ihnen bisher übernommenen Werte und Normen hinterfragt. Dies ist Teil eines Ablösungsprozesses, der als eine Vorbereitung auf eigene Partnerschaften (und eine spätere Familiengründung) gesehen werden kann. Im Jugendalter wird also die bislang enge Bindung an die eigene Herkunftsfamilie soweit gelöst, dass Platz für neue, eigene Partnerschaften geschaffen wird.

*Neudefinition der Beziehungen zu Eltern und Herkunftsfamilie*

Dies bedeutet im Regelfall keineswegs, dass die Bindungen an die Herkunftsfamilie vollkommen aufgelöst werden. Es ist zwar möglich, dass im Jugendalter vermehrt Spannungen und Konflikte auftreten, die vermutlich den Ablösungsprozess unterstützen. Auf der anderen Seite bleiben jedoch häufig gleichzeitig mehr oder weniger enge Bindungen an die eigene Familie bestehen, auch wenn zeitweise die Spannungen und Probleme im Vordergrund zu stehen scheinen. Viele dieser Konflikte beziehen sich nicht auf gravierende Probleme, sondern eher auf vorübergehende Meinungsverschiedenheiten (z. B. über den Musikgeschmack, Kleidung etc.). Es kommt daher auch eher selten zu tiefgreifenden und anhaltenden Zerwürfnissen (Arnett 1999). So berichten laut der repräsentativen Shell-Jugendstudie (Albert, Hurrelmann u. Quenzel 2010) mehr als 90% der befragten Jugendlichen, ein gutes Verhältnis zu ihren Eltern zu haben. Etwa 35% geben an, bestens mit ihren Eltern auszukommen, während weitere 56% mit ihren Eltern klarkommen, auch wenn es gelegentlich Meinungsverschiedenheiten gibt. Die meisten Jugendlichen sind weiterhin mit dem Erziehungsverhalten ihrer Eltern zufrieden, was dadurch zum Ausdruck kommt, dass mehr als drei Viertel der Jugendlichen eigene Kinder genauso oder so ähnlich erziehen würden, wie sie selbst erzogen wurden.

Gleichzeitig nehmen die meisten Jugendlichen eine geringere elterliche Unterstützung und elterliche Kontrolle wahr (De Goede, Branie u. Meeus 2009), was mit dem verstärkten Unabhängigkeitsstreben im Jugendalter zusammenhängen dürfte. Man kann also davon ausgehen, dass sich die Rolle der Eltern für die Jugendlichen im Übergang von der Kindheit zum Jugendalter verändert. Während Kinder bei vielen Problemen zunächst einmal an ihre Eltern herantreten, um sie um Hilfe zu bitten, geschieht dies im Jugendalter häufig nur noch dann, wenn es keine andere Lösung mehr gibt. Unterstützungspotenzial sehen Jugendliche häufig nicht mehr nur oder überwiegend bei ihren Eltern, sondern verstärkt in ihrem breiteren sozialen Umfeld.

*Verstärktes Unabhängigkeitsstreben und Abnahme der elterlichen Kontrolle*

Um das Konfliktpotenzial zu reduzieren, ist eine gute Passung zwischen dem Verhalten von Jugendlichem und Eltern hilfreich. Der Jugendliche rückt dabei mehr und mehr in die Rolle eines gleichberechtigteren Partners mit eigenen Rechten und Pflichten. Aufgabe der Eltern ist es gleichzeitig, die veränderte Rollenverteilung zu akzeptieren und ihr Elternverhalten entsprechend anzupassen.

*Entstehung eines partnerschaftlichen Verhältnisses zu den Eltern*

Im Hinblick auf das soziale Beziehungsgefüge ist jedoch nicht nur das Verhältnis zu den Eltern als Baustelle zu betrachten: Auch die Beziehungen zu Gleichaltrigen verändern sich im Jugendalter. Durch die fortschreitende Ablösung von den Eltern und ggf. auch den eigenen Geschwistern entstehen neue Freiräume, die häufig durch stärkere Verbindungen zu Gleichaltrigen gefüllt werden. Nach einer Studie von Ryan (2001) fühlten sich beispielsweise 75% der befragten 13jährigen Jugendlichen eng mit einer Gleichaltrigengruppe verbunden, wobei die Gruppengröße bei durchschnittlich ca. fünf Jugendlichen lag. Ein weiterer Teil der Jugendlichen gab eine enge Freundschaft zu einem anderen Jugendlichen an, ohne einer größeren Jugendlichengruppe anzugehören. Immerhin 15%

*Verstärkte Hinwendung zu Gleichaltrigen*

**1**

der Jugendlichen hatten jedoch keine engeren freundschaftlichen Beziehungen zu anderen Jugendlichen. Ein ganz ähnliches Bild wird in der Shell-Jugendstudie von 2010 aufgezeigt. In dieser gaben mehr als zwei Drittel der Jugendlichen (71%) an, Mitglied einer Clique zu sein. Der Anteil ist mit 76% unter den 18- bis 21-Jährigen besonders hoch, während er bei den 12- bis 14-Jährigen noch bei 64% liegt.

*Gleichaltrigenbeziehungen als Experimentierfeld*

Gerade die Beziehungen zu Gleichaltrigen bieten den Jugendlichen ein Experimentierfeld für die Entwicklung des eigenen Sozialverhaltens. Sie ermöglichen Antworten auf Fragen wie „Wie verhalten sich die anderen in ähnlichen Situationen?" oder „Welche Rückmeldungen erhalte ich bezogen auf mein Aussehen, meinen Kleidungsstil, meinen Tanzstil oder auch meinen Musikgeschmack?". Gleichaltrige bieten die Möglichkeit, den eigenen Sozialraum zu erweitern. Dadurch erhöht sich die Chance, bei eigenen Problemen soziale und emotionale Unterstützung zu erhalten. Da häufig auch die Beziehungen innerhalb der eigenen Familie erhalten bleiben, erhöht sich letztlich die Wahrscheinlichkeit, Hilfe und Unterstützung in schwierigen Situationen zu bekommen.

*Negative Folgen von Gleichaltrigenbeziehungen*

Gleichaltrige können also in positiver Weise dazu beitragen, die eigenen sozialen und kommunikativen Kompetenzen weiterzuentwickeln. Sie können jedoch ebenso negative Einflüsse ausüben, indem sie beispielsweise zu Drogen- und Alkoholkonsum oder zu riskantem und delinquentem Verhalten animieren (Gardner u. Steinberg 2005). Gerade solche Jugendliche, die in ihrer eigenen Identität noch wenig gefestigt sind, sind dabei gefährdet, weil sie leichter durch Gleichaltrige beeinflussbar sind. Da es vielen Jugendlichen wichtig ist, den Erwartungen ihrer Bezugsgruppe zu genügen, um nicht den Anschluss an die Gruppe zu verlieren, besteht gerade im Jugendalter eine erhöhte Gefahr, auch in negativer Richtung durch Gleichaltrige beeinflusst zu werden.

*Gleichaltrigenbeziehungen als Vorbereitung von Partnerbeziehungen*

Bleibt zu erwähnen, dass die Beziehungen zu Gleichaltrigen nicht nur dem Aufbau des Sozialverhaltens im Allgemeinen dienen, sondern auch der Vorbereitung von Partnerschaften im Besonderen. In der Shell-Jugendstudie von 2010 geben 39% der Jugendlichen an, sich in einer Partnerschaft zu befinden. Der Anteil liegt im Alter von 12 bis 14 Jahren bei ca. 10% und steigt dann auf 25% bei den 15- bis 17-Jährigen. Weitere Anstiege finden sich in den Altersgruppen der 18- bis 21-Jährigen (47%) und der 22- bis 25-Jährigen (59%). Es finden sich dabei deutliche Geschlechtsunterschiede, wobei der Anteil mit 45% beim weiblichen Geschlecht deutlich höher liegt als beim männlichen Geschlecht (34%). Diese Diskrepanz kann damit erklärt werden, dass weibliche Jugendliche tendenziell eher ältere Jugendliche in einer Partnerschaft bevorzugen. Die Partnerschaften

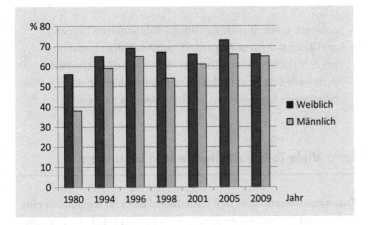

**Abb. 1.1** Anteil der 17-jährigen Jugendlichen mit Koituserfahrungen in verschiedenen Jahrgängen

sind jedoch gerade im Jugendalter häufig noch nicht stabil und können vielfach als Teil des Experimentierfeldes von Jugendlichen betrachtet werden.

In den Bereich der Partnerschaften gehören insbesondere auch erste sexuelle Erfahrungen von Jugendlichen. Die Bundeszentrale für gesundheitliche Aufklärung (BZgA) führt seit 1980 in regelmäßigen Abständen repräsentative Befragungen zur Jugendsexualität durch, wobei in dem Zeitraum bis 2009 insgesamt sieben Befragungen stattfanden. Dabei hat sich gezeigt, dass der Anteil der jeweils 17-jährigen Jugendlichen mit Koituserfahrungen von 1980 bis 2009 deutlich zugenommen hat und dass der anfänglich vorhandene deutliche Geschlechtsunterschied im Jahr 2009 verschwunden ist (BZgA 2010; Abb. 1.1). Im internationalen Vergleich liegt Deutschland dabei eher im unteren Mittelfeld (Currie et al. 2012). Positiv ist dabei zu werten, dass der größte Teil der Jugendlichen sich für gut aufgeklärt hält (über 80% sowohl der Mädchen als auch der Jungen). Dies kommt auch darin zum Ausdruck, dass der Anteil der Jugendlichen, die beim ersten Geschlechtsverkehr auf Verhütungsmittel verzichten, deutlich zurückgegangen ist (von ca. 20% der Mädchen und 29% der Jungen im Jahr 1980 auf 8% im Jahr 2009 bei beiden Geschlechtsgruppen).

*Partnerbeziehungen und erste sexuelle Erfahrungen*

**Fazit**
Die Sozialbeziehungen stellen eine wichtige Teilbaustelle innerhalb der Großbaustelle Jugendalter dar, da nicht nur die Beziehungen zu den Eltern und zur Herkunftsfamilie neu

**1**

definiert, sondern auch vielfältige Erfahrungen im Umgang mit Gleichaltrigen und in ersten Partnerschaften gesammelt werden. Dabei werden nicht nur Probleme gelöst, sondern auch vielfältige neue Probleme geschaffen, die von den betroffenen Jugendlichen bewältigt werden müssen.

## 1.5    Viele Teilbaustellen, wenig Lösungen

*Entwicklungsaufgaben im Jugendalter*

Zusammenfassend lässt sich festhalten, dass es im Jugendalter eine Vielzahl an Teilbaustellen gibt, wobei die körperlich-biologische, die psychologische und die soziale Ebene betroffen sind. Jugendliche sind also mit einer Reihe von Veränderungen konfrontiert, mit denen sie klarkommen müssen. Gleichzeitig werden auch seitens der Gesellschaft Erwartungen an Jugendliche gestellt, denen es zu entsprechen gilt. In seinem Konzept der „Entwicklungsaufgaben" nimmt Havighurst (1972) an, dass Jugendliche mit einer Vielzahl an entwicklungsbezogenen Aufgaben konfrontiert sind, die sie mehr oder weniger erfolgreich lösen können. Zufriedenheit, Zukunftsoptimismus und Selbstvertrauen stellen sich dabei vor allem dann ein, wenn es gelingt, für sich selbst zu angemessenen Lösungen zu gelangen, die gleichzeitig ein zufriedenstellendes Leben im sozialen Kontext ermöglichen. Die folgenden Themen gehören nach Havighurst (1972) zu den zentralen Entwicklungsaufgaben des Jugendalters:

- Aufbau neuer und reifer Beziehungen zu Gleichaltrigen des eigenen und anderen Geschlechts,
- Übernahme einer Geschlechtsrolle,
- Akzeptieren des eigenen Körpers,
- Loslösung und emotionale Unabhängigkeit von den Eltern,
- ökonomische Unabhängigkeit von den Eltern,
- Berufswahl und -ausbildung,
- Vorbereitung auf Partnerschaft und Familie,
- Erwerb intellektueller Fähigkeiten, um eigene Rechte und Pflichten ausüben zu können,
- Entwicklung sozialverantwortlichen Verhaltens,
- Aneignung von Werten, die einen Leitfaden für das eigene Verhalten darstellen.

*Anforderungen und Überforderungen*

Man kann also davon ausgehen, dass Jugendliche mit einer Vielzahl an Anforderungen konfrontiert sind, die auch zu Überforderungsempfindungen führen können. Dabei spielt auch eine Rolle, dass

Jugendliche aufgrund des biologischen Umbaus in Hirnarealen, die für die Emotionsverarbeitung zuständig sind (wie beispielsweise das limbische System), häufig emotional überschießend und auf Stressempfindungen besonders stark reagieren (Coleman 2011). Auch kleinere Probleme können Jugendliche daher leicht aus der Bahn werfen. Dies gilt besonders, wenn mehrere Anforderungen gleichzeitig an sie herangetragen werden. Dann kann es zu einer wahrhaften Kettenreaktion kommen.

So können beispielsweise zu den Entwicklungsaufgaben, die sich jedem Jugendlichen stellen, noch kritische Lebensereignisse hinzukommen. Als kritische Lebensereignisse werden besondere Ereignisse bezeichnet, die häufig plötzlich und unerwartet eintreten und zusätzliche Anforderungen stellen. Dies können beispielsweise Erkrankungen sein oder ein Todesfall in der Familie, wodurch es zu mehr oder weniger einschneidenden Veränderungen kommt. Wenn ohnehin viele Veränderungen bewältigt werden müssen, kann ein zusätzliches einschneidendes Ereignis die Überforderung perfekt machen.

*Zusätzlich kritische Lebensereignisse*

Aber nicht nur solch plötzliche, einschneidende Erlebnisse können zu Überforderungen führen. Auch andauernde alltägliche Anforderungen, bei denen Jugendliche das Gefühl haben, sie nicht mehr bewältigen zu können, werden möglicherweise zu einer dauerhaften Belastung. Solche Stressquellen können bunt und vielfältig aussehen: dauerhafte Streitereien mit Geschwistern oder den Eltern, andauernde schulische Misserfolge oder immer wiederkehrende Mobbing-Erlebnisse sind nur einige Beispiele, die zu einem Erleben der Überforderung führen können.

*Überforderungen durch das Hinzutreten von Alltagsstress*

In unserer Beratungsarbeit erarbeiten wir mit Jugendlichen häufig das Bild einer Regentonne, um über Stress zu sprechen. In einer Regentonne sammelt sich der Regen. Viele kleine Tropfen, aber auch stärkere Regengüsse sorgen dafür, dass sich die Tonne langsam füllt. Die vielen kleinen Tropfen sind all das, was jeden Tag, jede Woche an stressigen Situationen und Erlebnissen auf uns einprasselt: Klassenarbeiten, Konflikte, Termindruck und Ähnliches. Manchmal regnet es stärker, manchmal regnet es schwächer, und doch würde das Fass irgendwann überlaufen, hätte es nicht einige Löcher. Aus ihnen kann das Wasser immer wieder ablaufen. Die Löcher im Fass sind all das, was uns guttut und den Stress wieder abbaut. Das kann Sport sein, ein regelmäßiges Hobby, Freunde, Entspannung bei Musik, wohltuende Gespräche, eine ordentliche Portion Schlaf oder auch nur jemand, der einen in den Arm nimmt. In unserem Bild sind Löcher also Ressourcen, die man hat. Jeder von uns wird mit Regen konfrontiert – mehr oder weniger jeden Tag. Jeder von uns hat aber auch Löcher in seiner Regentonne, die dazu

*Stresserleben als Metapher „Regenfass"*

**1**

beitragen, dass das Fass in der Regel nicht überläuft. Und dennoch können die Fässer individuell sehr unterschiedlich aussehen: Einige sind schmaler, andere sind breiter, es passt also bei einigen weniger und bei anderen mehr Wasser hinein. Bei einigen Tonnen ist die Öffnung oben sehr schmal, d.h., die betroffenen Personen nehmen nur wenige Situationen als stressig wahr. Bei anderen ist die Öffnung groß und ausladend. Hier gelangt Regen schneller in die Tonne. Personen mit solch einer Regentonne nehmen Situationen aus den unterschiedlichsten Gründen schnell als stressig wahr. Manchmal hält der Regen zu lange an, oder es kommt plötzlich starker Regen hinzu. Manchmal hat man zu wenige Löcher, oder einige sind verstopft. Dann kommt es zum Überlaufen – der Stress wird zu viel. Was lässt sich in einer solchen Situation tun? Vielleicht gibt es Möglichkeiten, die Tonne etwas abzudecken: Anforderungen werden z. B. runtergeschraubt, ein Terminplaner wird zu Hilfe genommen, Erwachsene werden bei Konflikten mit Mitschülern hinzugezogen oder Ähnliches. Es ist also das Ziel, dass weniger Regen in die Tonne gelangt. Gleichzeitig müssen vielleicht verstopfte Löcher wieder freigemacht werden: „Was tut mir eigentlich gut, was ich vernachlässigt oder aufgegeben habe?" Möglicherweise müssen auch neue Löcher in die Tonne gebohrt werden, indem beispielsweise neue Lösungsstrategien und Wege zur Entlastung gelernt werden. Für Jugendliche ist diese Metapher oft sehr hilfreich. Sie macht deutlich, dass Stress etwas sehr Individuelles ist, und sie zeigt auf, wie viele unterschiedliche Lösungen es geben kann, um Stress zu reduzieren. Wie aber reagiert der Körper, wenn die Tonne überläuft?

*Wenn das Fass überläuft*

Betrachtet man die Stressentstehung aus physiologischer Sicht, so lassen sich zwei Stresssysteme unterscheiden. Ein stressauslösendes Ereignis (z. B. ein Angstreiz) führt über das sympathische Nervensystem zu einer unmittelbaren Stressreaktion (Anstieg der Herzfrequenz, Anstieg des Herzschlagvolumens, Bereitstellung von zusätzlicher Energie etc.). Dieses schnell reagierende Stresssystem wird durch ein langsam reagierendes System ergänzt (Hypothalamus-Hypophysen-Nebennierenrinden-Achse), das den Organismus nicht nur kurzfristig, sondern auch über längere Zeiträume aktiviert. Unter Dauerstress tritt vor allem das zweite, langsam reagierende System in Aktion. Eine chronische Überaktivierung dieses Systems ist jedoch mit negativen physischen und psychischen Effekten verbunden: Es kann beispielsweise zu einer Schwächung des Immunsystems und damit zu einer erhöhten Anfälligkeit für Infektionserkrankungen kommen (Goebel u. Schedlowski 2003). Weiterhin droht längerfristig eine physische und psychische Erschöpfung. Insgesamt ist deshalb davon auszugehen, dass vor allem langandauernde alltägliche Stresserfahrungen zu einem erhöhten Stressempfinden führen, welches sich auch in physischen und psychischen Symptomen (wie Kopfschmerzen, Schlafstörungen, Erschöpfung etc.) äußern kann. Während kritische Lebensereignisse und Entwicklungsaufgaben häufig eher punktuell wirken, ist es vor allem der chronische Charakter von alltäglichen Stresserereignissen, der das Fass zum Überlaufen bringen kann.

Obwohl Überforderungen und hohe Stressbelastungen im Jugendalter sicherlich nicht die Regel sind, lassen die vielfältigen Entwicklungsaufgaben und die mögliche Kombination mit kritischen Lebensereignissen und alltäglichen Problemen die Wahrscheinlichkeit dafür ansteigen. Dies lässt sich auch in Studien zum Stresserleben im Jugendalter zeigen. So zeigt eine repräsentative Forsa-Umfrage im Auftrag der Techniker Krankenkasse, dass 93 % der 18- bis 25-Jährigen ihr Leben in den vergangenen drei Jahren als stressreich empfunden haben. In keiner der nachfolgenden Altersgruppen berichtete ein derart hoher Anteil der Befragten von einer Stresszunahme (Techniker Krankenkasse 2013). Es lässt sich weiterhin zeigen, dass Symptome, die auf eine Stressbelastung hinweisen, vom Kindes- zum Jugendalter zunehmen (Lohaus, Beyer u. Klein-Heßling 2004). Vor allem bei psychischen Symptomen (wie Überforderung, Anspannung, Unzufriedenheit, Ängstlichkeit, Traurigkeit, Hilflosigkeit etc.) sind deutliche Zunahmen im Jugendalter zu erkennen. Dies liegt auch daran, dass psychische Symptome im Jugendalter verstärkt in den Blick geraten, weil Jugendliche sich vermehrt mit ihrer eigenen Person und auch mit ihrer eigenen Befindlichkeit auseinandersetzen.

*Zunahme von Überforderungssignalen im Jugendalter*

Die Zunahme an Stresssymptomen im Jugendalter ist jedoch nicht nur durch die Vielzahl der Teilbaustellen und die damit verbundenen Anforderungen zu erklären. Hinzu kommt auch, dass Jugendliche noch vergleichsweise wenige Erfahrungen mit geeigneten Bewältigungsmaßnahmen gesammelt haben. Stress entsteht aus einem Ungleichgewicht zwischen den Anforderungen, mit denen jemand konfrontiert ist, und den Bewältigungsstrategien, die zur Anforderungsbewältigung zur Verfügung stehen (Klein-Heßling u. Lohaus 2012). Wenn hohe Anforderungen bestehen, aber gleichzeitig nur wenige Erfahrungen mit geeigneten Bewältigungsmaßnahmen vorliegen, ist ein erhöhtes Stresserleben zu erwarten.

*Überforderungen durch geringe Erfahrungen mit Stressbewältigung*

## 1.6 Wackelige Statik: Unpassende Lösungen

Wenn an vielen Stellen umgebaut wird, aber nur wenig Erfahrung mit geeigneten Problemlösungen vorhanden ist, steigt zusätzlich die Gefahr, dass mit ungeeigneten Lösungsversuchen experimentiert

*Experimentieren mit ungünstigen Bewältigungswegen und ungeeigneten Problemlösungen*

**1**

wird. Auch dies lässt sich im Jugendalter beobachten. So findet sich nicht selten ein erhöhter Alkohol- und Drogenkonsum, um auf diesem Wege mögliche Probleme zumindest kurzfristig auszublenden. Auch andere Risikoverhaltensweisen lassen sich in ihrer Funktion als (unangemessene) Wege zu einer Problemlösung verstehen. So werden beispielsweise Risikoverhaltensweisen (wie Mutproben etc.) eingesetzt, um dadurch Anerkennung bei der Gleichaltrigengruppe zu erreichen. Es wurde bereits weiter oben erwähnt, dass viele dieser Risikoverhaltensweisen gleichzeitig mit einer Stimulation des Belohnungszentrums verbunden sind, da dadurch Glücksgefühle ausgelöst werden (durch das Bestehen der Mutprobe, durch die Anerkennung bei Gleichaltrigen, durch die unmittelbar positiven Wirkungen von Alkohol oder Drogen etc.). Letztlich dienen manche Risikoverhaltensweisen, die sich bei Jugendlichen beobachten lassen, also nicht nur der (häufig unangemessenen) Problembewältigung, sondern gleichzeitig auch zur Stimulation des Belohnungszentrums. Dies kann auch für Ablenkungsstrategien (wie stundenlanges Videospiel) gelten, da auch die dabei häufig erzielten Erfolge in Parallelwelten mit einer Stimulation des Belohnungszentrums verbunden sind.

**Fazit**
Die vielfältigen Umbaumaßnahmen im Jugendalter sind mit erhöhten Anforderungen für Jugendliche verbunden. Dies gilt insbesondere, wenn zusätzlich zu den jugendtypischen Entwicklungsaufgaben noch kritische Lebensereignisse oder alltägliche Stressereignisse vorhanden sind. Problematisch wird es dann, wenn auf der anderen Seite nur unzureichende Ressourcen zur Belastungsbewältigung zur Verfügung stehen (z. B. mangelnde soziale Unterstützung) oder ungünstige Bewältigungsstrategien eingesetzt werden. Da die Anforderungen dann leicht die Bewältigungsressourcen übersteigen können, kann es zum Stresserleben und gegebenenfalls auch zur Entstehung von psychischen und körperlichen Stresssymptomen kommen.

## 1.7    Baustellenschäden durch Überlastungen

*Verbreitung von psychischen und somatischen Symptomen im Jugendalter*

Vor allem ein dauerhaftes Stresserleben kann in einer Vielzahl von physischen und psychischen Symptomen zum Ausdruck kommen. Die internationale Studie „Health Behaviour in School-aged Children" (HBSC) liefert beispielsweise Hinweise auf die Verbreitung von physischen und psychischen Symptomen, die Ausdruck von Stress im Jugendalter sein können. Die Studie wurde im Auftrag der Weltgesundheitsorganisation durchgeführt. Im deutschen Teil der Studie wurde eine repräsentative Stichprobe untersucht: Schüler der 5., 7. und 9. Klasse im Alter von durchschnittlich 11, 13 und 15 Jahren wurden gebeten, ihren Gesundheitszustand in Bezug auf die letzten sechs Monate zu beurteilen. Wie aus der Studie hervorgeht, leidet ein großer Teil der Kinder und Jugendlichen regelmäßig unter psychosomatischen Beschwerden (Ravens-Sieberer, Thomas u. Erhart 2003). Am häufigsten wird über Müdigkeit und Erschöpfung berichtet: 24,9% der Kinder und Jugendlichen fühlten sich innerhalb der vorangegangenen sechs Monate fast täglich oder mehrmals in der Woche müde und erschöpft, für weitere 21,3% traf diese Aussage fast für jede Woche zu. Als zweithäufigstes Symptom wurden Einschlafschwierigkeiten genannt. 15,7% der Untersuchten hatten täglich oder mehrmals pro Woche Probleme mit dem Einschlafen und weitere 11,2% fast jede Woche. Ein Anteil von 12,3% der Befragten gab an, fast täglich oder mehrmals in der Woche Kopfschmerzen zu haben, für 12,2% traf das fast jede Woche zu. Unter Rückenschmerzen litten 8,4% fast täglich oder mehrmals pro Woche, für weitere 9% traf das fast jede Woche zu. Bauchschmerzen hatten 7,4% der Schüler fast täglich oder mehrmals pro Woche und weitere 8,6% fast jede Woche. Ein Anteil von 13,6% der Stichprobe gab an, fast täglich oder mehrmals in der Woche gereizt oder schlecht gelaunt zu sein, für 16,9% traf das fast jede Woche zu. 8,6% der Kinder und Jugendlichen gaben die Auskunft, dass sie täglich oder mehrmals pro Woche unter Nervosität leiden, für 10,7% traf dies fast jede Woche zu. Allgemein schlecht fühlten sich 5,1% der Jugendlichen täglich oder mehrmals pro Woche und 5,9% der Befragten fast jede Woche (s. zusammenfassend auch Lohaus u. Seiffge-Krenke 2007).

Wenn es zu Stresssymptomen kommt, können diese ihrerseits dazu beitragen, dass sich das Stresserleben weiter verstärkt. Beispielsweise werden Kopfschmerzen, die durch Stress entstanden sind, möglicherweise zu einer zusätzlichen Belastung, wodurch die Stressbewältigung weiter erschwert wird. Darüber hinaus können Stresssymptome zu Verhaltensbeeinträchtigungen in belastenden Situationen führen. So können beispielsweise Ängste in Prüfungssituationen entstehen, die es erschweren, klare Gedanken zu fassen und die optimale Leistung abzurufen, was wiederum den Stress erhöht.

*Psychische und somatische Symptome als zusätzliche Belastungsquelle*

Allerdings kann nicht nur das Lern- und Leistungsverhalten, sondern auch das soziale Verhalten durch Stress beeinflusst werden. Dies gilt vor allem dann, wenn Jugendliche mit Gereiztheit, Ärger oder Wut auf erlebte Belastungen reagieren und ihren Ärger dann an

*Externalisierendes Sozialverhalten durch Stress*

**1**

anderen Menschen auslassen. Seinen Ärger oder seine Wut herauszulassen, ist zwar eine Form der Bewältigung, allerdings steht dabei das destruktive Verhalten im Vordergrund. Dazu gehören auch Verhaltensweisen wie Türen zuzuschlagen, Gegenstände zu zerstören oder mit verbaler oder physischer Aggressivität zu reagieren. Dieses durch Stress beeinflusste Sozialverhalten kann das Zusammenleben mit anderen deutlich erschweren. Die Folge des veränderten Sozialverhaltens kann also darin bestehen, dass Situationen geschaffen werden, die ihrerseits das Stresserleben nicht reduzieren, sondern weiter verstärken.

*Internalisierendes Sozialverhalten durch Stress*

Dies gilt auch dann, wenn Jugendliche eher dazu neigen, sich bei Stress zurückzuziehen, um mehr Ruhe zu finden – statt mit offenem Ärger oder Wut zu reagieren. Die vorrangige Beschäftigung mit den eigenen Problemen kann dabei dazu führen, dass fremde Belange nur noch wenig zur Kenntnis genommen werden. Auch hier ergeben sich Veränderungen des Sozialverhaltens und der Sozialbeziehungen als Folge des Stresserlebens.

> **Fazit**
> Durch Stress kann es zu physischen und psychischen Symptomen kommen, die ihrerseits das Belastungserleben verstärken können. Weiterhin können sich Verhaltensänderungen ergeben, die sich auf das soziale Miteinander auswirken können. Als Folge können Teufelskreise in Richtung einer Stressverstärkung entstehen.

## 1.8    Erkennen von Überlastungen

*Erkennen von Überforderungen durch Vergleich mit großen Stichproben*

Ein Weg, der häufig beschritten wird, um eine mögliche Überforderung zu erkennen, ist der Vergleich mit einer großen Stichprobe von Jugendlichen. Wenn sich die von einem Jugendlichen beschriebenen Stresssymptome in einem Bereich befinden, der auch von den meisten anderen Jugendlichen angegeben wird, so gilt dies als unauffällig. Besorgniserregend ist eine Symptomatik dagegen, wenn sie beispielsweise deutlich stärker ausgeprägt ist als bei der Mehrheit der Jugendlichen bzw. wenn nur wenige Jugendliche eine noch stärker ausgeprägte Symptomatik beschreiben. Bei der Entwicklung eines Fragebogens zur Erhebung von Stress und Stressbewältigung im Kindes- und Jugendalter von Lohaus, Eschenbeck, Kohlmann und Klein-Heßling (2006) wurden 2000 Kinder und Jugendliche der 3. bis 8. Klasse zu ihrer Symptomatik befragt. Die Schüler sollten

**◘ Tab. 1.1** Fragen zur physischen Symptomatik

| Wie oft hattest du Kopfweh? | keinmal | einmal | mehrmals |
|---|---|---|---|
| Wie oft hattest du Bauchweh? | keinmal | einmal | mehrmals |
| Wie oft war dir schwindelig? | keinmal | einmal | mehrmals |
| Wie oft konntest du nicht gut schlafen? | keinmal | einmal | mehrmals |
| Wie oft war dir übel? | keinmal | einmal | mehrmals |
| Wie oft hattest du keinen Appetit? | keinmal | einmal | mehrmals |

**◘ Tab. 1.2** Fragen zur psychischen Symptomatik

| Wie oft warst du ärgerlich? | keinmal | einmal | mehrmals |
|---|---|---|---|
| Wie oft warst du traurig? | keinmal | einmal | mehrmals |
| Wie oft warst du wütend? | keinmal | einmal | mehrmals |
| Wie oft warst du bekümmert? | keinmal | einmal | mehrmals |
| Wie oft warst du unruhig? | keinmal | einmal | mehrmals |
| Wie oft warst du unglücklich? | keinmal | einmal | mehrmals |
| Wie oft warst du aufgeregt? | keinmal | einmal | mehrmals |
| Wie oft warst du einsam? | keinmal | einmal | mehrmals |
| Wie oft warst du zornig? | keinmal | einmal | mehrmals |
| Wie oft warst du nervös? | keinmal | einmal | mehrmals |
| Wie oft warst du gereizt? | keinmal | einmal | mehrmals |
| Wie oft warst du angespannt? | keinmal | einmal | mehrmals |

angeben, wie häufig sie die jeweiligen Symptome in der vergangenen Woche erlebt hatten, wobei die Antwortmöglichkeiten „keinmal", „einmal" oder „mehrmals" waren. Die Fragen zur physischen Symptomatik und zur psychischen Symptomatik sind in ◘ Tab. 1.1 und ◘ Tab. 1.2 zusammengefasst.

Für die Antwort „keinmal" (in der vergangenen Woche) wurde ein Punkt, für die Antwort „einmal" wurden zwei Punkte und für die Antwort „mehrmals" wurden drei Punkte vergeben. Danach wurden die Summenwerte für den psychischen und den physischen Bereich separat berechnet. Auf diese Weise ist dieser Test auch als Selbsttest geeignet. Nimmt man als kritischen Bereich einen Punktwert, der nur noch von 7% der anderen Schüler überschritten wird, so fanden sich für diesen Fragebogen die in ◘ Tab. 1.3 angegebenen Grenzwerte. Wenn nun die Angaben bei einem Jugendlichen die kritischen Grenzwerte überschreiten, so kann man also davon ausgehen, dass

*Identifikation von erhöhten Symptombelastungen*

**1**

◻ **Tab. 1.3** Grenzwerte zur psychischen und physischen Symptomatik (basierend auf den Angaben von Lohaus et al. 2006)

| Gruppe | Psychische Symptomatik | Physische Symptomatik |
| --- | --- | --- |
| Mädchen der 3. und 4. Klasse | 28 Punkte | 14 Punkte |
| Mädchen der 5. und 6. Klasse | 32 Punkte | 15 Punkte |
| Mädchen der 7. und 8. Klasse | 33 Punkte | 15 Punkte |
| Jungen der 3. und 4. Klasse | 27 Punkte | 13 Punkte |
| Jungen der 5. und 6. Klasse | 29 Punkte | 13 Punkte |
| Jungen der 7. und 8. Klasse | 29 Punkte | 13 Punkte |

*Identifikation von Zusammenhängen zwischen stressauslösenden Ereignissen und Symptomen*

sich nur bei 7% der entsprechenden Vergleichsgruppe noch höhere Angaben finden.

Die Angaben in ◻ Tab. 1.3 sind dabei allerdings nur als erster Anhaltspunkt zu verstehen, da es viele Gründe dafür geben kann, dass erhöhte Symptomangaben auftreten, die möglicherweise nichts mit dem Erleben von Stress zu tun haben. Im Falle einer akuten Infektionserkrankung beispielsweise können ebenfalls Kopf- und Bauchweh, Schwindel oder Übelkeit hervorgerufen werden – mit der Folge, dass eine erhöhte Symptomatik festgestellt wird. Ein Hinweis auf eine Verursachung durch Stress könnte dagegen sein, dass die Symptome zu bestimmten Zeiten auftreten und zu anderen Zeiten verschwinden. Wenn beispielsweise Kopfschmerzen vor allem vor Klassenarbeiten auftreten, aber zu anderen Zeiten (z. B. am Wochenende) nicht, dann spricht dies dafür, dass es sich um einen Hinweis auf eine besondere Belastungssituation handelt. Um dies einschätzen zu können, kann es nützlich sein, in einem zweiten Schritt mögliche Zusammenhänge herauszufinden. Vielleicht haben Jugendliche beispielsweise Interesse daran, ein Symptomtagebuch zu führen, bei dem über einen gewissen Zeitraum hinweg alle aufgetretenen Ereignisse und alle erlebten Symptome aufgeschrieben werden. Wenn sich hier Zusammenhänge zeigen, können sich daraus ernstzunehmende Hinweise auf besonders stressauslösende Ereignisse ergeben, für die man dann Stressbewältigungsmaßnahmen erarbeiten kann (▶ Kap. 4 und ▶ Kap. 5). Man kann auch versuchen, mit einem Jugendlichen ins Gespräch zu kommen, um mögliche Zusammenhänge zwischen Stresssymptomen und auslösenden Ereignissen zu identifizieren. Sollten keine Zusammenhänge erkennbar sein, ist zur Sicherheit auch an eine ärztliche Abklärung von Symptomen zu denken, da manche Symptome (z. B. Kopfschmerzen) auch auf andere Ursachen als ein Stresserleben zurückführbar sein können.

Auch wenn es ohnehin schon viele Umbaumaßnahmen im Jugendalter gibt, kann es besondere Erschwernisse geben, welche die Anforderungen an die Bewältigungskompetenzen der Jugendlichen noch einmal erhöhen und mit einem zusätzlichen Stressrisiko einhergehen. Auf einige dieser besonderen Erschwernisse soll im folgenden Kapitel näher eingegangen werden. In den danach folgenden Kapiteln soll es dann vor allem um Ideen und Methoden gehen, die helfen können, den Stress im Jugendalter zu reduzieren.

*Zunahme von Stress durch zusätzliche Erschwernisse*

# Zusätzliche Erschwernisse im Baustellenbetrieb

© Springer-Verlag GmbH Deutschland 2017
A. Lohaus, M. Fridrici, H. Domsch, *Jugendliche im Stress*,
DOI 10.1007/978-3-662-52861-7_2

*Zusätzliche Belastungen für Jugendliche*

Obwohl es sowieso schon viele Umbaumaßnahmen im Jugendalter gibt, kann es noch zusätzliche Hindernisse geben. Gemeint sind hier besondere Erschwernisse, die zu zusätzlichen Belastungen für Jugendliche werden können. Da viele Jugendliche über hinreichende Bewältigungsressourcen verfügen und weil häufig auch viele Unterstützungsmöglichkeiten vorhanden sind, müssen sich aus diesen Erschwernissen keine ernsthaften Probleme ergeben. Trotzdem sollte man sie im Blick haben, da sie es den Jugendlichen schwerer machen können, mit den alterstypischen Entwicklungsveränderungen klarzukommen. In diesem Kapitel wird deshalb auf psychische Probleme, somatische Erkrankungen und besondere Probleme im sozialen Umfeld eingegangen.

## 2.1    Psychische Probleme

*Psychische Probleme, die im Jugendalter zu- bzw. abnehmen*

Nach Herpertz-Dahlmann (2011) ist in der Adoleszenz eine deutlich erhöhte Anzahl psychopathologischer Symptome bei bisher unauffälligen Jugendlichen zu beobachten. Dies gilt insbesondere für depressive Symptome, Zwangsstörungen, soziale Ängste, Essstörungen, dissoziales Verhalten und Drogenabhängigkeit (Heinrichs u. Lohaus 2011). Auf der anderen Seite gibt es aber auch psychische Probleme, die eher typisch für das Kindesalter sind und bei Jugendlichen deutlich seltener in Erscheinung treten (z. B. hyperkinetische Störungen oder Trennungsängste). Es ist also nicht bei allen Symptomatiken eine Zunahme vom Kindes- zum Jugendalter zu erkennen.

*Internalisierende und externalisierende Symptome*

Grundsätzlich kann man psychische Auffälligkeiten zwei großen Symptomgruppen zuordnen: Bei der ersten Gruppe handelt es sich um die internalisierenden, also „nach innen gerichteten" Symptome, zu denen beispielsweise Ängste oder Depressionen gezählt werden. Zur zweiten Gruppe gehören die externalisierenden, also die „nach außen gerichteten" Symptome, zu denen aggressives, oppositionelles oder delinquentes Verhalten gezählt wird. Es lässt sich leicht nachvollziehen, dass internalisierende Symptome von der Außenwelt häufig zunächst gar nicht bemerkt werden. Sie äußern sich oftmals lediglich in einem zurückgezogen Verhalten und fallen den Mitmenschen der Betroffenen nicht unbedingt negativ auf. Externalisierende Symptome sind dagegen in den meisten Fällen eindeutig auch von Außenstehenden erkennbar; meist sind es ja gerade die Bezugspersonen, gegen die sich das problematische Verhalten richtet. Dies hat zur Folge, dass Hilfe und Unterstützung bei externalisierendem Problemverhalten vielfach schneller aktiviert wird als bei internalisierendem Verhalten, da in letzterem Fall die Probleme häufig gar nicht erkannt werden.

Es fällt auf, dass es im Jugendalter deutliche Geschlechtsunterschiede bei den psychischen Problemen gibt. Internalisierende Symptome (Ängste und depressive Symptome) treten deutlich häufiger bei Mädchen auf, während externalisierende Symptome (dissoziales und oppositionelles Verhalten oder Drogenmissbrauch) vor allem bei Jungen ins Auge fallen. Diese Geschlechtsunterschiede können einerseits durch die Wirkung der Geschlechtshormone erklärbar sein, andererseits können daneben auch unterschiedliche Geschlechtsrollenerwartungen und unterschiedliche Bewältigungsstrategien eine Rolle spielen. So wird beispielsweise ein aggressives Ausagieren als Bewältigungsstrategie bei Jungen eher toleriert als bei Mädchen. Umgekehrt ist ein ängstlich-zurückhaltendes Verhalten bei Mädchen eher mit den Geschlechtsrollenerwartungen kompatibel als bei Jungen. Im Folgenden soll auf einige psychische Symptome, die verstärkt im Jugendalter in Erscheinung treten, näher eingegangen werden.

*Geschlechtsunterschiede*

Eine Form von psychischer Belastung, die bei Jugendlichen vermehrt auftritt, sind Ängste. Betrachtet man Angstsymptome genauer, so ist festzustellen, dass Ängste in vielen unterschiedlichen Situationen auftreten können und oft auch ihre Berechtigung und ihren Nutzen haben. So hindern sie beispielsweise daran, Gefahrensituationen bewusst aufzusuchen. Ein ängstlicher Jugendlicher wird sich beispielsweise weniger leicht in Gefahr begeben – und ist dadurch weniger gefährdet, bei einem selbstverursachten Unfall oder einer gefährlichen Mutprobe verletzt zu werden. Ein Schüler, dem Noten völlig egal sind, wird sich wahrscheinlich nicht für die anstehende Klassenarbeit anstrengen. Hat er dagegen in Maßen Angst vor einer schlechten Note, wird er auch bereit sein, den notwendigen Lernaufwand zu investieren. Angst hat also einige nützliche und positive Seiten. Erst wenn Ängste zu lange andauern oder der Situation nicht mehr angemessen sind, können sie lähmend wirken und den Stresslevel dauerhaft erhöhen.

*Ängste haben nicht nur negative Auswirkungen*

Vor allem soziale Ängste treten häufig erstmals während des Jugendalters auf (Melfsen u. Warnke 2004). Wie bereits berichtet, werden soziale Beziehungen und Vergleiche mit anderen in diesem Alter immer wichtiger. Hauptmerkmal der sozialen Ängstlichkeit ist die Angst vor einer negativen Bewertung durch andere Personen. Betroffene Jugendliche haben große Angst davor, im Zentrum der Aufmerksamkeit zu stehen oder sich peinlich zu verhalten. Sie vermeiden daher soziale Situationen.

*Soziale Ängste im Jugendalter*

Sozial ängstliche Jugendliche stellen sich immer wieder die Frage, was andere über sie denken mögen. Sie zeichnen sich durch einen sehr selbstkritischen Fokus aus. Dies hemmt sie in ihrem Umgang mit Klassenkameraden, Freunden und Erwachsenen,

*Typische Verhaltensweisen bei sozialer Ängstlichkeit*

und sie gehen manchen sozialen Situationen bewusst aus dem Weg. Während sich alle anderen über die Einladung zu einer Party freuen, würde ein sozial ängstlicher Jugendlicher beispielsweise am liebsten der Einladung gar nicht folgen. Schließlich gibt es auf einer Party viele Situationen, bei denen etwas Beschämendes passieren könnte: Das Geschenk könnte schlecht ankommen, die Kleidung könnte nicht angemessen sein, man wüsste vielleicht nicht, was man sagen soll, beim Tanzen könnte man komisch aussehen etc.

Dabei ist wichtig zu berücksichtigen, dass sich zwei unterschiedliche Typen von sozialen Ängsten unterscheiden lassen: die generalisierte und die spezifische Form. Beim generalisierten Typus treten die Angstsymptome in vielen unterschiedlichen sozialen Situationen auf. Beim spezifischen Typus sind die Angstsymptome auf bestimmte soziale Situationen beschränkt. Hierunter können beispielsweise folgende Ängste fallen:

- die Angst, öffentlich zu schwitzen (die anderen könnten einen riechen),
- die Angst, andere anzusprechen (man könnte etwas Peinliches sagen),
- die Angst, Prüfungen zu absolvieren (man könnte dabei versagen).

*Klassifikation von sozialen Ängsten: generalisierte und spezifische Form*

Am häufigsten ist bei diesem Typus die Angst vor anderen Personen zu sprechen (beispielsweise ein Referat halten zu müssen). Selbstverständlich gibt es Jugendliche, die lediglich aufgrund ihres Temperaments schüchtern und zurückhaltend wirken. Sie sind gerne alleine, begegnen allem Fremden zunächst mit Misstrauen und schauen bei neuen Situationen erst einmal abwartend zu. Dies würde man nicht als Angststörung klassifizieren. Erst wenn ein Jugendlicher in sozialen Situationen deutliche Stresssymptome zeigt und in seinem Alltag dadurch eingeschränkt wird, bekommt die Angstsymptomatik den Charakter einer psychischen Störung.

*Prüfungsangst als besondere Form der sozialen Angst*

Zu den sozialen Ängsten zählt auch die Prüfungsangst. Durch den in den letzten Jahren ansteigenden Leistungsdruck nimmt diese bei Schülerinnen und Schülern stetig zu. Prüfungsängstliche Schüler erleben sowohl vor als auch während der Prüfung deutlichen Stress. Problematisch werden diese Ängste vor allem dann, wenn sie beim Lernen in eine von zwei möglichen Richtungen münden: Vermeidung oder Perfektionismus.

*Vermeidung als Reaktion auf Prüfungsangst*

Ein Teil der Jugendlichen versucht, den bei der Prüfungsvorbereitung aufkommenden unangenehmen Emotionen zu entfliehen, indem sie sich mit anderen Beschäftigungen ablenken (■ Abb. 2.1, linker Kreis). Sie spielen beispielsweise Computer oder schauen fern, statt sich auf den Test oder die Arbeit vorzubereiten. Am nächsten

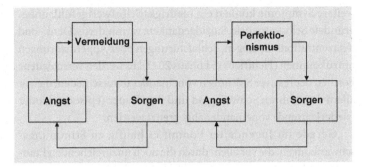

**Abb. 2.1**    Zwei mögliche Teufelskreise bei Prüfungsängsten

Tag, wenn sie bemerken, dass sie immer noch nichts gelernt haben, nehmen ihre Befürchtungen und Sorgen wegen der anstehenden Prüfung nur noch zu. Wieder schieben sie die Prüfungsvorbereitung hinaus und lenken sich erneut ab. In diesem Teufelskreis gefangen, werden die Gedanken an die anstehende Prüfung immer unangenehmer, die Sorgen immer größer.

Die zweite Gruppe von Jugendlichen reagiert auf Prüfungsangst mit Perfektionismus. Diese Jugendlichen knien sich in die Prüfungsvorbereitung, um möglichst den gesamten Lernstoff auswendig zu lernen. Zeitnot und die Erkenntnis, dass sich Themengebiete nicht erschöpfend lernen lassen, ziehen ebenfalls weitere Sorgen nach sich (■ Abb. 2.1, rechter Kreis). Ein Teil dieser Jugendlichen zeigt jedoch trotz ihrer Ängste gute bis sehr gute schulische Leistungen. Ein anderer Teil verzettelt sich aufgrund des übermäßigen Perfektionismus sowohl im Vorfeld der Prüfung (beim Lernen) als auch während der Klassenarbeit oder Klausur. Betroffene schreiben deshalb deutlich schlechtere Noten, als es ihr Wissensstand erwarten ließe.

*Perfektionismus als Reaktion auf Prüfungsangst*

Prüfungsängste bedeuten für Jugendliche immer wieder Lernphasen mit deutlicher Belastung und Stress. Während der Prüfung können sie sich derart mit ihren Sorgen, Versagensängsten und anderen Befürchtungen beschäftigen, dass sie tatsächlich eine geringere Konzentration zeigen und daher mit einem schlechteren Ergebnis abschneiden. In einigen Prüfungen an der Universität haben wir Studenten erlebt, bei denen sich diese innere Unruhe bis hin zum totalen „Blackout" gesteigert hat. Sie konnten schon fast ihren eigenen Namen nicht mehr nennen, geschweige denn die Prüfungsfragen beantworten. Ängste können also gerade im Jugendalter zu einem gravierenden Stressfaktor werden.

*Leistungseinbußen durch Prüfungsangst*

Neben Ängsten können auch depressive Symptomatiken eine Bewältigung der Entwicklungsaufgaben, mit denen Jugendliche konfrontiert werden, behindern. Hauptmerkmale sind eine niedergeschlagene Stimmung, Interessensverlust und Antriebsmangel. Als

*Depressive Symptomatiken als Problem im Jugendalter*

2

weitere Symptome können ein niedriges Selbstwertgefühl, unbegründete Selbstvorwürfe, Suizidgedanken, vermindertes Denk- und Konzentrationsvermögen, Schlafstörungen oder Appetitstörungen hinzukommen (Heinrichs u. Lohaus 2011). Es werden verschiedene Formen depressiver Störungen voneinander unterschieden, die vor allem durch ihren Schweregrad und ihre Dauer (episodisch oder wiederkehrend) voneinander abgegrenzt werden.

*Stimmungsschwankungen und negative Stimmungen*

Gerade im Jugendalter kommt es häufig zu Stimmungsschwankungen, die vor allem durch die noch unzureichenden Emotionsregulationskompetenzen erklärbar sind. Gleichzeitig nimmt die Fähigkeit zur Selbstreflexion zu – also der kritische Blick auf die eigene Person bzw. Persönlichkeit mit ihren Stärken, aber eben auch ihren Schwächen (als Teil der Identitätssuche). Während in der Kindheit das eigene Selbst nur selten reflektiert wird, verwenden gerade Jugendliche sehr viel Zeit auf die Analyse der eigenen Person. Dies bedeutet jedoch gleichzeitig, dass nun auch viele Unzulänglichkeiten in den Fokus der Wahrnehmung geraten (im psychischen, physischen und sozialen Bereich). Wie bereits erwähnt, kommt es gleichzeitig zu Veränderungen im Neurotransmitterstoffwechsel mit der Folge einer geringeren Stimulation des Hirnbelohnungssystems. Auch dies trägt dazu bei, dass mit geringerer Wahrscheinlichkeit positive Emotionen erlebt werden. So kommt es gerade im Jugendalter gehäuft zu negativen Stimmungen, die sich insbesondere beim Zusammenwirken mehrerer Belastungsfaktoren zu einer depressiven Symptomatik verdichten können.

*Stimulation des Hirnbelohnungssystems durch psychoaktive Substanzmittel*

Die geringere Stimulation des Hirnbelohnungssystems kann jedoch auch mit externalisierendem Problemverhalten verknüpft sein. Vor allem durch Alkohol- und Drogenkonsum lässt sich eine nachlassende Stimulation des Hirnbelohnungssystems kompensieren. Es ist daher nicht verwunderlich, dass es gerade im Jugendalter zu einem verstärkten Konsum psychoaktiver Substanzmittel kommt. Dabei spielt auch eine Rolle, dass einige Substanzmittel – vor allem alkoholische Getränke – im höheren Jugendalter legal konsumiert werden dürfen, weil Altersbeschränkungen nicht mehr greifen (bei Bier, Wein und Sekt beispielsweise ist laut Jugendschutzgesetz die Abgabe an Jugendliche ab 16 Jahren erlaubt). Der Substanzmittelkonsum wird daher von Jugendlichen vielfach als Ausdruck des Erwachsenseins betrachtet.

*Entstehung von Abhängigkeiten durch den Konsum von Substanzmitteln*

Nach Silbereisen und Weichold (2012) haben gegen Ende der Adoleszenz praktisch alle Jugendlichen Erfahrungen mit Alkohol gemacht, ein großer Teil auch mit Nikotin und etwa ein Drittel mit illegalen Drogen (insbesondere Cannabis-Produkten). In den meisten Fällen handelt es sich um experimentellen Konsum, während regelmäßiger Konsum deutlich seltener stattfindet.

Nach einer Studie der Bundeszentale für gesundheitliche Aufklärung (2012) bezeichnen sich etwa 14% der 12- bis 17-jährigen Jugendlichen als regelmäßige Alkoholkonsumenten, die mindestens einmal die Woche alkoholische Getränke zu sich nehmen. Bei illegalen Drogen liegt die Quote für den regelmäßigen Konsum bei 0,9%. Bei allen Angaben zum Konsum psychoaktiver Substanzen liegen die Angaben bei männlichen Jugendlichen höher als bei weiblichen Jugendlichen. Der durch psychoaktive Substanzen erzeugte Rauschzustand führt in der Regel zu positiven Empfindungen, die unter anderem durch die Ausschüttung des Neurotransmitters Dopamin bedingt sind. Da dies als angenehm empfunden wird, erhöht es die Wahrscheinlichkeit eines weiteren Konsums in der Zukunft. Durch einen regelmäßigen Konsum kommt es jedoch zu einer geringeren Produktion körpereigener Neurotransmitter. Dies bedeutet, dass die psychoaktive Substanz mit der Zeit immer häufiger oder in immer stärkerer Dosis benötigt wird, um eine hinreichende Stimulation des Hirnbelohnungssystems zu erreichen. So kann es zu einer Abhängigkeit von der Substanz kommen.

Das Nachlassen positiver Empfindungen im Jugendalter kann aber auch auf andere Weise kompensiert werden: Viele Risikoverhaltensweisen (wie Mutproben, Extremsportarten etc.) lassen sich hier einordnen, da sie ebenfalls kurzfristig positive Gefühle auslösen können. Wenn man sich beispielsweise in eine kritische Situation gebracht und die Gefahr überstanden hat, kann dies mit einer euphorisierenden Wirkung verbunden sein. Diese Wirkung wird noch verstärkt, wenn man sich zusätzlich des Beifalls von Beobachtern gewiss sein kann. Auch viele dissoziale und aggressive Verhaltensweisen lassen sich so erklären.

*Risikoverhaltensweisen als Weg zu positiv empfundenen Erlebnissen*

Externalisierende Verhaltensweisen können allerdings auch mit positiven Funktionen für Jugendliche verbunden sein, die über die Stimulation des Hirnbelohnungssystems hinausgehen. So kann Alkohol- und Drogenkonsum die Hemmungen in sozialen Gruppen abbauen und die Kontaktaufnahme (auch zum anderen Geschlecht) erleichtern. Risikoverhaltensweisen können die Integration von Jugendlichen in eine Gleichaltrigengruppe unterstützen, wodurch möglicherweise eine positive emotionale Stabilisierung erreicht wird. Besonders kritisch ist dabei das Zusammenwirken von Risikoverhaltensweisen und Substanzkonsum: Aufgrund der enthemmenden Wirkung psychoaktiver Substanzen verstärkt sich die Risikobereitschaft, und eine realistische Einschätzung möglicher Gefahren ist nicht mehr möglich. Dies ist vor allem dann problematisch, wenn Selbst- oder Fremdgefährdungen durch das Risikoverhalten entstehen.

*Risikoverhaltensweisen als Weg, Anerkennung zu bekommen*

*Essstörungen als weiterer
Problembereich*

Als ein weiteres Beispiel für eine selbstgefährdende Störung durch Risikoverhaltensweisen können Essstörungen gelten, die nicht selten im Jugendalter erstmals in Erscheinung treten. Dabei handelt es sich um extreme Ernährungsformen mit übermäßiger oder stark reduzierter Kalorienzufuhr (Lohaus u. Heinrichs 2015). Besonders hervorzuheben sind dabei die Anorexie und die Bulimie. Bei der Anorexie liegt ein deutlich reduziertes Körpergewicht vor (mindestens 15% unter dem zu erwartenden Körpergewicht), wobei der Gewichtsverlust selbst herbeigeführt wurde (durch Diäten, exzessiven Sport, Erbrechen von Nahrungsmitteln etc.). Bei der Bulimie liegt das Gewicht dagegen im Normalbereich. Dennoch beschäftigen sich Betroffene kontinuierlich mit der Nahrungsaufnahme und der Kontrolle des Körpergewichts. Nach Versuchen, Gewicht abzunehmen, kommt es zu Heißhungerattacken, denen dann mit gegensteuernden Maßnahmen (Abführmaßnahmen, herbeigeführtes Erbrechen) begegnet wird. Bei beiden Störungsformen ist die andauernde Beschäftigung mit Nahrungskontrolle und kompensatorischen Maßnahmen sehr belastend. Dies gilt nicht nur für die Betroffenen selbst, sondern auch für ihr soziales Umfeld. Die Anorexie tritt am häufigsten in einem Alter zwischen 15 und 19 Jahren erstmals in Erscheinung, die Bulimie etwas später (im Alter von 16 bis 20 Jahren; Smink, van Hoeken u. Hoek 2012).

*Auslöser für Essstörungen
und Faktoren, die zur
Aufrechterhaltung beitragen*

Sowohl die Anorexie als auch die Bulimie treten deutlich häufiger beim weiblichen Geschlecht in Erscheinung. Ein wesentlicher auslösender Faktor wird in dem Schlankheitsideal gesehen, das vor allem in westlichen Kulturen verbreitet ist und durch Medien (z. B. die Darstellung von schlanken Models in Modezeitschriften) weitergetragen wird. Da es insbesondere im Jugendalter typischerweise zu einer (häufig vorübergehenden) Gewichtszunahme und zur Ausbildung (weiblicher) Rundungen kommt, ist in dieser Zeit die Passung zu den erwünschten Schlankheitsidealen häufig nicht mehr vollständig zu gewährleisten. In der Folge kommt es zu Gewichtsabnahme- und Gewichtskontrollversuchen. Wenn dann ein geringes Selbstwertgefühl hinzukommt, das mit einer Unzufriedenheit mit sich selbst und dem eigenen Körper verbunden ist, kann der Grundstein zu einer Essstörung gelegt werden. Dabei spielt auch eine Rolle, dass im Laufe der Erkrankung zunehmend andere Mechanismen als die Nahrungszufuhr mit der Stimulation des Hirnbelohnungssystems verbunden werden. Während Nahrungszufuhr normalerweise als befriedigend erlebt wird und mit positiven Gefühlen assoziiert ist, wird dieser Effekt bei einer Essstörung häufig durch andere Verhaltensweisen erreicht. So treiben viele Jugendliche mit Anorexie exzessiv Sport, da dies einerseits zum Gewichtsabbau beiträgt und andererseits gleichzeitig zur Ausschüttung von Neurotransmittern (wie Dopamin) führt, die das Hirnbelohnungssystem stimulieren (Schöll 2008). Dieser Umschaltvorgang hinsichtlich der Maßnahmen, mit denen das Hirnbelohnungssystem aktiviert wird, kann zur Aufrechterhaltung der Störung betragen.

> **Fazit**
> Es gibt eine Reihe von psychischen Problemen, die typischerweise bevorzugt oder erstmals im Jugendalter auftreten. Dadurch ergeben sich zusätzliche Teilbaustellen, die zur Belastung von Jugendlichen und ihrem sozialen Umfeld (Eltern, Familie, Gleichaltrige) beitragen können. Nicht nur das Stressempfinden kann sich in der Folge deutlich erhöhen; auch das Konfliktpotenzial kann ansteigen.

## 2.2 Somatische Erkrankungen

Nicht nur psychische Probleme können zu zusätzlichen Teilbaustellen werden: Auch körperliche Erkrankungen können erhebliche Anforderungen an Jugendliche stellen und somit das Stresspotenzial langfristig erhöhen. Gemeint sind im Folgenden vor allem chronische Erkrankungen, die über einen längeren Zeitraum zu Problemen für betroffene Jugendliche führen können und die häufig mit besonderen Anforderungen und Belastungen verbunden sind (s. ausführlicher Lohaus u. Heinrichs 2013; Pinquart 2012).

*Körperliche Erkrankungen als zusätzliche Teilbaustellen*

In den letzten Jahren und Jahrzehnten haben chronische Erkrankungen stetig zugenommen, während schwerwiegende Infektionskrankheiten aufgrund der heute verbesserten Behandlungsmöglichkeiten eher abgenommen haben. Als chronische Erkrankungen werden Krankheiten bezeichnet, die über einen längeren Zeitraum auftreten – oft ein Leben lang. Zu den häufigsten chronischen Erkrankungen, mit denen Jugendliche konfrontiert sein können, zählen:

*Zunahme von chronischen Erkrankungen, Abnahme von Infektionserkrankungen*

- Neurodermitis,
- Asthma bronchiale,
- Allergien,
- Diabetes mellitus Typ 1.

Aber auch Erkrankungen wie z. B. Epilepsie, Krebs, HIV, Herzerkrankungen oder Osteoporose gehören zu chronischen Erkrankungen, die bereits im Jugendalter auftreten können. Die häufigste chronische Erkrankung im Kindes- und Jugendalter stellt Asthma

*Besondere Anforderungen, die mit chronischen Erkrankungen verbunden sind*

bronchiale dar, worunter etwa 5 bis 10% aller Jugendlichen leiden. Oft verlangen die Erkrankungen wesentliche Einschnitte im alltäglichen Leben. Diabetes mellitus, eine chronische Stoffwechselerkrankung, geht einher mit einer Nahrungsumstellung und/oder dem regelmäßigen Spritzen von Insulin. Jugendliche mit Asthma müssen in der Verwendung von Asthmasprays geschult werden und sollten mögliche auslösende Allergene (z. B. Hausstaub oder Pollen) vermeiden. Jugendliche mit Neurodermitis wiederum müssen häufig den damit verbundenen Juckreiz ertragen und geschult werden, ihren Körper auf eine spezielle Weise zu pflegen; gegebenenfalls müssen sie auch ihre Nahrung umstellen. Aber auch der Umgang mit der Krankheit vor anderen Menschen, die Fragen und Bemerkungen von Klassenkameraden und mögliche Befürchtungen über Spätfolgen stellen potenzielle Belastungen für Jugendliche dar. Manche chronische Erkrankungen treten zudem gehäuft zusammen oder in Folge auf.

---

**Beispiel**

Hendrik hatte schon als Säugling Probleme mit „Milchschorf". Umgangssprachlich wird damit ein juckender und schuppiger Hautausschlag auf der Kopfhaut bezeichnet. Später zeigen sich weitere juckende Stellen an den Gliedmaßen. Wie der Hautarzt feststellt, handelt sich um atopische Dermatitis (auch Neurodermitis genannt). Es ist nun wichtig, den Juckreiz zu verringern, um weitere Hautschädigungen zu vermeiden (vor allem durch Cremes und durch Maßnahmen, die dem Juckreiz entgegenwirken). Da zusätzlich eine Nahrungsmittelallergie besteht, wird eine Diät festgelegt, die Hendrik nun einhalten muss. Beim Übergang vom Kindes- in das Jugendalter stellen sich dann erste Symptome eines Heuschnupfens ein: Sobald der Birkenpollenflug im Frühjahr beginnt, kommt es zu Nießanfällen, einer verstopften Nase und Augenjucken. Im Jugendalter kommt es zu häufigem Husten und Räuspern. Auch Atembeschwerden treten gelegentlich auf. Die Symptome, die sich bei Hendrik zeigen, weisen eine Gemeinsamkeit auf: Sie gehen auf Erkrankungen des atopischen Formenkreises zurück. Es handelt sich dabei um Erkrankungen, die auf eine (häufig erblich bedingte) allergische Überreaktion des Immunsystems zurückgehen. Asthma bronchiale, Neurodermitis und Heuschnupfen gehören zu diesen atopischen Erkrankungen. Nicht selten treten sie bei ein und derselben Person hintereinander oder auch gleichzeitig auf. So litt Hendrik als Kleinkind unter Neurodermitis, heute vor allem unter Heuschnupfen und ersten Anzeichen, die in Richtung eines Asthma bronchiale deuten.

Jede Krankheit benötigt natürlich eine besondere Behandlungsstrategie. Diese kann bei einer Umstellung der Lebensgewohnheiten, bei der Einnahme bzw. Verwendung von Medikamenten und Salben oder auch beim Umgang mit Stress ansetzen. In besonderen Fällen ist auch ein Aufenthalt in einer Klinik für chronisch Kranke indiziert. Dort lernen betroffene Jugendliche Strategien zur besseren Krankheitsbewältigung.

*Besondere Behandlungsstrategien*

Jugendliche sollten über ihre Krankheit aufgeklärt werden. Offenheit ist hier besonders wichtig, schließlich muss die Krankheit über einen langen Zeitraum hinweg bewältigt werden. Die Betroffenen müssen medizinische Maßnahmen verstehen und in die Behandlung mit einbezogen werden. Es gilt, ein Verständnis über die eigenen körperlichen Symptome zu erlangen und Ängste abzubauen. Wichtig ist für Jugendliche dabei auch zu verstehen, warum sie bestimmte medizinische Behandlungen „ertragen" müssen.

*Notwendigkeit einer angemessenen Informationsvermittlung*

In Patientenschulungen erfahren Jugendliche, wie es zu den typischen Symptomen ihrer Krankheit kommt. Es wird ihnen erklärt, wodurch die Erkrankung entsteht und welche möglichen Auslöser für die körperlichen Reaktionen (z. B. Ekzeme bei der Neurodermitis oder Asthmaanfälle) verantwortlich sind. Zudem wird besprochen, wie die Krankheit besser zu bewältigen ist und welche Umstellungen bei der Ernährung, während der Freizeit oder der Schule sinnvoll sind, um die Symptome der Krankheit möglichst gering zu halten. Dazu gehören auch der richtige Umgang mit Medikamenten und Möglichkeiten zum Abbau von Stress. In Deutschland existieren einige Fachkliniken, die sich auf chronische Erkrankungen spezialisiert haben. Neben medizinischen Maßnahmen und kurativen Anwendungen führen sie in der Regel auch Patientenschulungen durch. Vor allem die Erfahrungen in Gruppen gleichaltriger Jugendlicher können sehr hilfreich sein, da sie einerseits dem Erfahrungsaustausch dienen, aber andererseits auch verdeutlichen, dass Jugendliche nicht allein mit diesen Problemen kämpfen, sondern dass auch andere Jugendliche ähnliche Erfahrungen gemacht haben oder noch machen.

*Patientenschulungen zur Informationsvermittlung*

Jugendliche sollten auch in die Lage versetzt werden, mit anderen Personen (Freunden oder Lehrern) möglichst offen über ihre Erkrankung sprechen zu können. Dies erleichtert dem sozialen

*Das soziale Umfeld über die Erkrankung informieren*

**2**

Umfeld einen angemessenen Umgang mit der Erkrankung. Sie wird dadurch zu einer Selbstverständlichkeit und wird nicht in den Status einer „Peinlichkeit" gehoben, die man möglichst lange verheimlichen sollte. Vor allem aber müssen Erzieher und Lehrkräfte bei einigen Krankheiten informiert werden, um einen adäquaten Umgang zu ermöglichen und Überforderungssituationen zu vermeiden.

> **Beispiel**
>
> Maximilian leidet unter schwerem Asthma. In seiner Jackentasche führt er immer ein Asthmaspray mit sich – für den Notfall. Auch seine Lehrkräfte und Mitschüler wissen darüber Bescheid. Sie können ihn während eines akuten Anfalls unterstützen. Außerdem wissen sie, was sie bei sportlichen Übungen beachten müssen, und können somit helfen, Asthmaanfällen vorzubeugen.

*Konflikte durch das Unabhängigkeitsstreben Jugendlicher*

Jugendliche streben häufig in besonderem Maße nach Eigenständigkeit und Unabhängigkeit von ihren Eltern und ihrer Herkunftsfamilie. Gerade bei einer chronischen Erkrankung gibt es dabei viele Handicaps und potenzielle Konfliktherde, weil bestimmte Regeln eingehalten werden müssen, um die Erkrankung im Griff zu haben (z. B. regelmäßige Medikamenteneinnahme etc.). Während der Kindheit haben viele Eltern vermutlich viel Augenmerk darauf gerichtet, dass ihre Kinder die medizinisch notwendigen Maßnahmen beachten und durchführen. Von Jugendlichen wird allzu viel elterliche Kontrolle dagegen häufig eher abgelehnt. Wenn es zu Konflikten kommt, ist es daher wichtig, dass Eltern einen Teil ihrer Kontrolle an die Jugendlichen abgeben und dass die Jugendlichen zunehmend mehr Verantwortung für den Umgang mit ihrer Erkrankung übernehmen. Im Kindesalter neigen Eltern chronisch kranker Kinder nicht selten zur Überbehütung. Im Jugendalter würde dies jedoch der Entwicklung von Selbständigkeit und Unabhängigkeit im Weg stehen.

*Compliance-Probleme im Jugendalter*

Weil nicht nur die kontrollierenden Eltern, sondern auch die chronische Erkrankung selbst häufig dem Streben nach Unabhängigkeit im Weg steht, kommt es gerade im Jugendalter verstärkt zu Compliance-Problemen. Dies bedeutet, dass die ärztlichen Anweisungen nicht oder nur unzureichend eingehalten werden. So wie in anderen Lebensbereichen auch, testen die Jugendlichen aus, was geht, und nehmen dabei gesundheitliche Gefahren in Kauf. Dies bedeutet, dass beispielsweise Medikamente weggelassen werden oder die Dosis verändert wird, um so die Grenzen des Erträglichen auszuloten. Auf der einen Seite setzen sich die Jugendlichen dadurch möglicherweise gesundheitlichen Gefahren aus, auf der anderen Seite lehnen sie aber auch eine Kontrolle durch andere (z. B. die Eltern) häufig ab. Für viele Eltern von Jugendlichen mit chronischen Erkrankungen ist die Jugend daher eine besonders kritische Phase, weil es in diesem Fall um existenziell wichtige Probleme gehen kann.

In die Jugendzeit fällt in der Regel auch der Übergang von der pädiatrischen in die fachärztliche Erwachsenenversorgung. Während die pädiatrische Versorgung häufig bereits über Jahre hinweg aus der Kindheit vertraut ist, ändert sich dies beim Übergang in die Erwachsenenversorgung, die – zumindest am Anfang – eher durch Anonymität und Fremdheit charakterisiert ist. Auch dies trägt dazu bei, dass sich das Krankheitsbild bei vielen chronischen Erkrankungen im Jugendalter – zumindest vorübergehend – verschlechtern kann. Grundsätzlich ist eine abwartende Haltung, die dem Jugendlichen Eigenverantwortlichkeit und Eigenständigkeit einräumt, vielfach am ehesten angemessen. Eingriffe sind in erster Linie dann erforderlich, wenn langfristige gesundheitliche Folgen drohen.

*Probleme beim Übergang von der pädiatrischen in die fachärztliche Erwachsenenversorgung*

Bei aller Vorsicht und notwendigen Sonderbehandlungen sollte selbstverständlich versucht werden, trotz der Erkrankung einen möglichst normalen Alltag zu leben. Chronische Erkrankungen bedeuten häufig Einschränkungen in bestimmten Lebensbereichen – aber nicht in allen. Es ist daher wichtig, nicht nur nach den negativen Konsequenzen einer Erkrankung zu suchen, sondern auch nach möglichen positiven. Häufig kann man beispielsweise die Erfahrung machen, dass sich gerade Jugendliche, die schon früh mit schwierigen Problemen konfrontiert sind, später nicht mehr so leicht aus der Bahn werfen lassen. Im Umgang mit vielfältigen Problemen haben sie schon früh ein breites Repertoire an Bewältigungsstrategien gelernt, das ihnen bei zukünftigen Problemen hilft. Weiterhin bekommen sie häufig viel soziale Unterstützung (durch Eltern, Geschwister, Jugendliche mit ähnlichen Problemen etc.). Es ist dabei besonders interessant, dass Jugendliche mit chronischen Erkrankungen (auch mit gravierenden Erkrankungen wie Krebserkrankungen) häufig kein negativeres Selbstwertgefühl und kein negativeres psychisches Wohlbefinden berichten als nicht-betroffene Jugendliche. Insgesamt sind chronische Erkrankungen daher nicht nur mit negativen Konsequenzen für Jugendliche verbunden. Ein Ziel sollte deshalb sein, verstärkt auch auf die positive Seite der Medaille zu achten.

*Chronische Erkrankungen sind nicht nur mit negativen Konsequenzen verbunden*

**2**

> **Fazit**
> Chronische Erkrankungen sind vielfach mit erhöhten
> Belastungen für die betroffenen Kinder und Jugendlichen
> und auch für die soziale Umgebung verbunden. Wenn es
> gelingt, die erhöhten Belastungen zu meistern, wird dadurch
> ein Bewältigungspotenzial aufgebaut, das auch in anderen
> Situationen genutzt werden kann. Viele der in diesem Buch
> angegebenen Unterstützungsmöglichkeiten (▶ Kap. 5) sind
> für Jugendliche mit chronischen Erkrankungen hilfreich, um
> mit Belastungen besser umzugehen – vor allem mit Stress.

## 2.3    Soziokulturelle Probleme

*Zugehörigkeit zu einer Minderheit als mögliches Problem für Jugendliche*

Auch im soziokulturellen Bereich kann es besondere Problemkonstellationen geben, die erhöhte Anforderungen an Jugendliche stellen und daher mit erhöhtem Stressempfinden einhergehen können. Eine solche Situation kann beispielsweise entstehen, wenn Jugendliche einer Minderheitengruppe angehören und deshalb weniger akzeptiert oder gar offen abgelehnt werden. So kann es z. B. Jugendlichen mit Migrationshintergrund ergehen. Noch stärker als bei anderen Jugendlichen kann sich hier zudem ein Wertekonflikt ergeben. Sie müssen sich auf der einen Seite mit ihren traditionellen kulturellen Werten auseinandersetzen, die häufig durch ihre Eltern und die Herkunftsfamilie repräsentiert werden. Auf der anderen Seite werden sie mit den kulturellen Werten der neuen Heimat konfrontiert – und damit mit den Normen und Werten der Mehrheit der Gleichaltrigengruppe, die möglicherweise sogar im Widerspruch zu ihren traditionellen Werten stehen.

*Probleme und Lösungsmöglichkeiten beim Wechsel in einen neuen Kulturkreis*

Beim Umgang mit den verschiedenen Wertesystemen gibt es mehrere Lösungsmöglichkeiten. Die Jugendlichen können sowohl die Werte des Herkunfts- als auch des neuen Heimatlandes ablehnen und somit eine weitgehende Außenseiterposition einnehmen. Sie können sich aber auch stark mit ihren traditionellen Werten identifizieren – und die Werte der aufnehmenden Gesellschaft ablehnen. Dies würde dann die Integration in die neue soziale Umgebung deutlich erschweren, aber auf der anderen Seite die familiären Bindungen stärken. Der umgekehrte Weg wäre es, die traditionellen Werte aufzugeben und sich in starkem Maße den Werten des neuen Heimatlandes anzunähern. Dies bedeutet in der Regel verstärkte Konflikte mit der Herkunftsfamilie, die diesen Weg möglicherweise nicht mitgeht und auch nicht unterstützt. Ein vierter Weg besteht darin, die traditionellen Werte – soweit wie möglich – beizubehalten und sich dennoch offen für die Werte der neuen Umgebung zu zeigen. Dieser Weg wird häufig am ehesten mit einer Chance zu einer gelingenden Integration gleichgesetzt. Dadurch werden einerseits die traditionellen Bindungen zur Herkunftsfamilie und zum bisherigen sozialen Umfeld aufrechterhalten. Andererseits werden auch die Grundlagen dafür geschaffen, in der Gesellschaft des neuen Heimatlandes Fuß zu fassen. Tatsächlich lässt sich zeigen, dass dieser letztgenannte, integrative Weg mit weniger Stress und einem stärkeren Wohlbefinden bei Jugendlichen zusammenhängt, wenn man ihn mit den drei anderen Wegen vergleicht (Yeresyan u. Lohaus 2013).

Neben einem Migrationshintergrund kann es viele weitere Gründe für Ausgrenzungen im Jugendalter geben. Dies kann die Zugehörigkeit zu einer religiösen Minderheit sein, aber auch jedes andere Merkmal, das zu einer Ausgrenzung Anlass gibt (wie das Aussehen, das Sozialverhalten etc.). Gerade im Jugendalter entwickeln sich viele Subkulturen, die von Jugendlichen bestimmte Anpassungsleistungen erwarten, wenn man dazugehören möchte (Kleidungsstil, Musikstil etc.). Obwohl gerade Jugendliche sich häufig als besonders weltoffen darstellen, entwickeln sie dennoch oft sehr spezifische Normen und Erwartungen, denen andere Jugendliche entsprechen müssen. Genügt man diesen Erwartungen nicht, gehört man häufig nicht zur „In-Group". Aus der Sozialpsychologie ist bekannt, dass gerade innerhalb der eigenen Bezugsgruppe enge Beziehungen wahrgenommen werden, während eine große Distanz zu Nicht-Mitgliedern empfunden wird. Dies erleichtert es, Jugendliche auszugrenzen, die nicht den Normen und Standards der eigenen In-Group entsprechen.

*Gründe für soziale Ausgrenzungen im Jugendalter*

Da Ausgrenzungen und mangelnde soziale Integration im Jugendalter nicht selten sind, verwundert es nicht, dass sich ein nicht geringer Teil von Jugendlichen allein oder einsam fühlt. Nach Ryan (2001) finden sich bei ca. 15% der Jugendlichen keine reziproken Freundschaftsbeziehungen. Alleinsein ist dabei allerdings nicht mit dem Gefühl von Einsamkeit gleichzusetzen. Alleinsein kann auch viele positive Aspekte mit sich bringen (wie Zeit zum Nachdenken, Zeit für eigene Interessen etc.), und es ist keineswegs so, dass jeder, der allein ist, darunter leidet und sich einsam fühlt. Im Rahmen der bereits erwähnten internationalen HBSC-Studie wurden Jugendliche gefragt, ob sie sich jemals einsam gefühlt haben. In der deutschen Stichprobe gaben dabei 13% der Mädchen und 9% der Jungen an, sich eher häufig oder sehr häufig einsam gefühlt zu haben. Meist handelt es sich dabei um vorübergehende Zustände, die nicht unbedingt über längere Zeit bestehen bleiben.

*Einsamkeit und Alleinsein im Jugendalter*

Unabhängig von der Dauer der erlebten Einsamkeit kann man davon ausgehen, dass ein Teil der betroffenen Jugendlichen lernt, mit dieser Situation umzugehen. Die Jugendlichen lernen dadurch

*Auch positive Folgen von Einsamkeit und Alleinsein*

auch für ihr späteres Leben, schwierige Situationen zu meistern und Lösungen für sich zu finden. Insofern muss man das Erleben von Zeiten der Einsamkeit nicht unbedingt negativ bewerten, sondern man kann auch positiv daran sehen, dass Jugendliche dadurch die Chance bekommen, ein Bewältigungsverhalten im Umgang mit Alleinsein und Einsamkeit zu erlernen (Coleman 2011). Dies wird auch dadurch unterstützt, dass Gefühle des Alleinseins vor allem von jüngeren Jugendlichen berichtet werden, da in diesem Altersabschnitt die Gleichaltrigen zunehmend wichtiger werden und ein Alleinsein für die Jugendlichen daher stärker ins Gewicht fällt. Ältere Jugendliche berichten dagegen weniger häufig über negative Stimmungen aufgrund eines Alleinseins. Dies wird dadurch erklärt, dass die älteren Jugendlichen bereits Strategien gelernt haben, um mit Gefühlen der Einsamkeit und negativen Stimmungen umzugehen (Coleman 1974).

*Jugendliche, die schwerer als andere Anschluss finden*

Unter den Jugendlichen, die nur schwer Anschluss bei Gleichaltrigen finden, lassen sich mindestens zwei größere Gruppen unterscheiden. Es handelt sich einerseits um Jugendliche, die eher nach innen gekehrt sind und die durch mangelnde soziale Kompetenzen oder soziale Ängste charakterisiert sind. Andererseits gibt es als zweite Gruppe Jugendliche, die aufgrund aggressiven oder sozial unangemessenen Verhaltens keine Akzeptanz bei anderen Jugendlichen erfahren. Als Folge kann es zur Nichtbeachtung, aber auch zu aktiven Ausgrenzungen kommen. Wie schon weiter oben erwähnt, können dabei auch andere Merkmale (wie Minoritätenstatus, Migrationshintergrund, Vorhandensein körperlicher oder psychischer Handicaps etc.) eine Rolle spielen.

*Charakteristika von Mobbing bzw. Bullying*

Soziale Ausgrenzungen sind häufig mit Mobbing bzw. Bullying-Erfahrungen verbunden. Nach Olweus (1993) wird jemand gemobbt, wenn er wiederholt und über längere Zeiträume hinweg negativen Aktionen von einer oder mehreren anderen Personen ausgesetzt ist. Als negative Aktion gilt dabei, dass jemand absichtlich körperliche oder psychische Verletzungen bei einer anderen Person hervorruft oder hervorzurufen versucht. Es kann sich dabei um körperliche Angriffe handeln, aber auch um Ausgrenzung, Beleidigungen, das Ausstreuen von Gerüchten oder üble Nachrede. Typischerweise ist Mobbing durch drei Merkmale charakterisiert: Wiederholung, Intention und Machtungleichgewicht (Olweus 2012). Dies bedeutet, dass Mobbing in der Regel wiederholt stattfindet und absichtlich erfolgt. Weiterhin ist das Opfer häufig sozial, physisch oder psychisch unterlegen. Der oder die Mobbenden agieren also häufig aus einem Gefühl der Überlegenheit heraus.

*Verbreitung von Mobbingerfahrungen im Jugendalter*

In Deutschland fand sich in einer Studie von Wachs und Wolf (2011) mit 833 Jugendlichen zwischen 11 und 17 Jahren ein Anteil von 11,9% mit Mobbingerfahrungen. In der internationalen HBSC-Studie gaben etwa 10% der Jugendlichen an, in den vergangenen Monaten mindestens zweimal je Monat schikaniert worden zu sein. Typischerweise sind Jungen eher Opfer als Mädchen (Nansel et al. 2001), wobei dies in der HBSC-Studie vor allem bei den älteren Jugendlichen in Erscheinung tritt. Gleichzeitig geben 13,2% der Jungen und 7,2% der Mädchen an, in den letzten sechs Monaten mindestens zwei- bis dreimal pro Monat dabei mitgemacht zu haben, jemanden zu schikanieren. Vor allem bei den Jungen nimmt dieser Anteil im Altersverlauf zu.

### Beispiel

Josh hat sich sehr verändert. Er ist 13 Jahre alt, besucht die 7. Klasse einer Realschule und war eigentlich immer ein fröhlicher, wenn auch eher stiller Junge. In den letzten Wochen aber scheint er sich völlig in sich zurückzuziehen. Wenn er nach Hause kommt, hat er oft keinen Hunger, sondern verschwindet gleich in seinem Zimmer. Er geht immer seltener aus dem Haus. Irgendetwas stimmt nicht mit ihm, aber wenn die Eltern nachfragen, was los ist, sagt er nur: „Alles okay soweit." Allerdings klagt er häufiger über Bauchschmerzen, wenn er morgens zur Schule muss, und auch seine Noten werden merklich schlechter. Erst als er sich nach einigen weiteren Wochen völlig weigert, zur Schule zu gehen, können ihn die Eltern zur Rede stellen: Josh berichtet unter Tränen, dass er seit Monaten von dreien seiner Mitschüler schikaniert und bedroht wird. Immer wieder versetzen sie ihm kleine Schläge oder Tritte – und zwar so, dass die Lehrer nichts davon mitbekommen. Wenn er etwas sagt, lachen sie ihn aus oder verdrehen die Augen. Auch andere Mitschüler haben schon damit angefangen, und mittlerweile gehen ihm eigentlich alle aus dem Weg. In der WhatsApp-Gruppe seiner Klasse wird er regelmäßig niedergemacht, oder es werden Lügen über ihn verbreitet. Einer der drei Rädelsführer hat sogar schon eine Anti-Josh-Facebook-Seite gepostet, die mittlerweile in der ganzen Schule bekannt zu sein scheint. Hier sind entstellte Fotos von Josh sowie Handy-Videos zu sehen, die in den Schulpausen oder nach Unterrichtschluss aufgenommen wurden und Josh als Opfer von Schikane und Häme zeigen – ohne dass die Täter zu erkennen sind. Seine Eltern sind erschüttert und wollen sofort mit der Klassenlehrerin telefonieren. Doch Josh fleht sie an, niemandem davon zu erzählen, da er fürchtet, dass alles nur noch schlimmer wird, wenn seine Mitschüler erfahren, dass er sie verraten hat.

**2**

*Folgen von Mobbingerfahrungen im Jugendalter*

Da gerade im Jugendalter die Identitätsentwicklung einen hohen Stellenwert einnimmt und ein wichtiger Teil der Identitätsbildung durch die Beziehungen zu Gleichaltrigen bestimmt wird, sind negative Erfahrungen durch Mobbing in diesem Lebensabschnitt häufig mit gravierenden Konsequenzen verbunden. Jugendliche, die von anderen Jugendlichen zurückgewiesen werden, leiden nach Steinberg (2008) nicht selten unter depressiven Gefühlen, Ängsten, einem geringeren Selbstwertgefühl und schlechteren Schulleistungen. Neben der Erfahrung der Ausgrenzung kommt bei den betroffenen Jugendlichen also noch hinzu, dass sie mit den Folgen (wie depressiven Gefühlen oder Leistungseinbrüchen) klarkommen müssen.

*Unterschiede zwischen Tätern und Opfern*

Die Täter unterscheiden sich von den Opfern dadurch, dass sie in der Regel aggressiveres und weniger prosoziales und kooperatives Verhalten an den Tag legen als die Opfer. Durch das aggressivere Verhalten besteht bei ihnen jedoch ebenfalls ein erhöhtes Risiko für spätere Probleme (Olweus 1993). Die Gefahr von psychosozialen Anpassungsschwierigkeiten besteht damit nicht nur für die Opfer, sondern auch für die Täter.

> **Fazit**
> Soziokulturelle Erfahrungen können für Jugendliche eine Quelle positiven Erlebens sein, wenn sie mit neuen Ideen konfrontiert werden und neue Eindrücke gewinnen können. Es kann beispielsweise sehr anregend sein, den Kulturkreis zu wechseln und dadurch eine Vielzahl neuer Anregungen zu erhalten. Auf der anderen Seite können die sozialen Erfahrungen im Jugendalter ebenso eine Quelle von negativen Erlebnissen sein – beispielsweise aufgrund von mangelnder Anerkennung, Ignoranz oder Zurückweisung. Gerade bei Jugendlichen, die sich ohnehin in einer Identitätsfindungsphase befinden, können dadurch Wechselbäder der Gefühle ausgelöst werden, die auch in einer negativen Emotionalität (wie dem Überwiegen von Ängsten und Depressionen) münden können. Der gesamte soziokulturelle Bereich ist daher eine entscheidende Teilbaustelle im Jugendalter, die eine Vielzahl potenzieller Erschwernisse für Jugendliche in besonderen sozialen Situationen bereithalten kann.

# Medien im Baustellenbetrieb: Segen oder Fluch?

© Springer-Verlag GmbH Deutschland 2017
A. Lohaus, M. Fridrici, H. Domsch, *Jugendliche im Stress*,
DOI 10.1007/978-3-662-52861-7_3

3

*Folgen des Wandels von*
*Familienstrukturen*

Das Jugendalter war vermutlich schon immer eine stressreiche Zeit, und auch viele Eltern werden sich daran erinnern, dass sie während der Pubertät mit vielen Problemen konfrontiert waren. Auch früher hat es schon Stress mit Eltern, mit Freunden oder mit der Schule gegeben. Dennoch ist festzustellen, dass es in den letzten Jahren und Jahrzehnten zu gravierenden Veränderungen gekommen ist, die dazu geführt haben, dass der Stress im Jugendalter eher noch zugenommen hat. Zu diesen Veränderungen zählt beispielsweise ein Wandel der Familienstrukturen: In vielen Familien wachsen heute nur noch ein oder zwei Kinder auf. Viele Jugendliche sind also Einzelkinder, nicht selten auch in Ein-Eltern-Familien. Dies bedeutet einerseits, dass sich die Hoffnungen der Eltern vielfach auf nur ein oder zwei Kinder konzentrieren, die unter einen entsprechend hohen Erwartungsdruck geraten, schulisch und beruflich Karriere zu machen. Andererseits haben die veränderten Familienstrukturen zur Folge, dass zumindest das innerfamiliäre Unterstützungspotenzial sich auf wenige Familienmitglieder konzentriert. Dies kann positive Effekte haben, wenn die nun wenigen Kinder viel Unterstützung erhalten, da sich die Aufmerksamkeit auf sie konzentriert. Es kann aber auch weniger günstige Folgen haben, weil z. B. die Unterstützung durch Geschwister entfällt, weil vielleicht nur ein Elternteil vorhanden ist oder weil die Eltern durch hohe Anforderungen im Beruf stark eingespannt sind.

*Veränderungen durch die*
*allgegenwärtige Verfügbarkeit*
*von Medien*

Ein zweites Beispiel dafür, dass die heutige Jugendgeneration mehr Stress erlebt als noch ihre Elterngeneration, bezieht sich auf die Zunahme der Medienverfügbarkeit. Während viele Eltern noch vor allem mit Medien wie Radio, Fernsehen, Kassettenrekorder, Bücher und Zeitschriften aufgewachsen sind, hat sich das Spektrum der verfügbaren Medien mittlerweile radikal gewandelt. Das Besondere daran ist, dass nicht nur mehr und neue Medien zur Verfügung stehen, sondern dass sie auch zu ständigen Begleitern im Alltag geworden sind. In diesem Kapitel soll auf die Rolle von Medien bei der Stressentstehung im Jugendalter eingegangen werden. Es sollen jedoch nicht nur die negativen, sondern auch die positiven Seiten der Verfügbarkeit von Medien beleuchtet werden. Im Mittelpunkt steht dabei die Frage, wie Medien zur Stressentstehung, aber auch zur Stressreduktion im Jugendalter beitragen können.

## 3.1    Zahlen zur Mediennutzung im Jugendalter

*Aktuelle Daten zur*
*Mediennutzung*

Der Medienpädagogische Forschungsverbund Südwest (MPFS) führt seit 1998 im jährlichen Abstand repräsentative Erhebungen zur Mediennutzung Jugendlicher im Alter von 12 bis 19 Jahren durch. In einer zusammenfassenden Analyse von Feierabend, Karg und Rathgeb (2013) sind die Veränderungen in den Jahren von 1998 bis 2013 zusammengestellt. Demnach nutzten 1998 nur 48% der Jugendlichen einen Computer, während dieser Anteil im Jahre 2013 schon bei 91% lag. Bei der Internetnutzung stiegen die Anteile im selben Zeitraum von 5% auf 89%. Ein eigenes Handy besaßen im Jahre 1998 8% und im Jahre 2013 96% der Jugendlichen, wobei es sich bei den Handys mittlerweile überwiegend um Smartphones handelt (72% im Jahre 2013 mit deutlich ansteigender Tendenz). Im Besitz einer festen (nichttragbaren) Spielekonsole waren im Jahr 1998 23% der Jugendlichen, während dieser Anteil im Jahr 2013 auf 46% stieg. Gleichzeitig besaßen 49% eine tragbare Spielekonsole, wobei hierzu im Jahre 1998 noch keine Zahlen vorlagen. 23% der Jugendlichen gaben im Jahr 2013 an, täglich oder mehrmals wöchentlich mit einer Konsole zu spielen. Es ist dabei allerdings zu bedenken, dass die Grenzen zwischen den verschiedenen Medien in jüngster Zeit immer stärker verschwimmen, da beispielsweise auch Smartphones für Videospiele genutzt werden können. So spielen nach der MPFS-Studie aus dem Jahr 2014 69% der Jugendlichen regelmäßig digitale Spiele an Computer, Konsole, Tablet, Handy oder online im Internet (Feierabend, Plankenhorn u. Rathgeb 2014). 86% der Jugendlichen nutzten 2014 das Internet mit einem mobilen Zugang, wobei dadurch Computer bzw. Laptop mit 82% auf den zweiten Rang verwiesen wurde. Insgesamt wurde das Internet im Jahr 2014 von 81% der Jugendlichen täglich genutzt, wobei die Onlinezeit an einem durchschnittlichen Werktag bei 192 Minuten lag. Der Schwerpunkt der Internetnutzung lag und liegt bei der Kommunikation.

Betrachtet man traditionelle Medien (wie Radio, Fernsehen und Bücher), dann zeigt sich, dass trotz der zunehmenden Nutzung neuer, digitaler Medien auch in diesem Bereich kaum eine Abnahme der Nutzungshäufigkeit zu erkennen ist. So gaben im Jahr 1998 85% der Jugendlichen an, täglich oder mehrmals pro Woche Radio zu hören, während dieser Anteil im Jahr 2013 noch immer bei 79% lag. Beim Fernsehen lagen die entsprechenden Anteile bei 95% und 88%, während für das Lesen von Büchern Anteile von 38% und 40% angegeben wurden. Lediglich bei den klassischen Printmedien (Zeitungen und Zeitschriften) sind deutliche Einbußen zu erkennen.

*Daten zur Nutzung traditioneller Medien*

Die Zunahme neuer Technologien scheint also bislang nicht zu einer starken Verdrängung der klassischen Medien geführt zu haben. Es ist vielmehr eher von einem Ergänzungs- als von einem Verdrängungseffekt auszugehen. Das bedeutet, dass durch die zunehmende Vielfalt und Verfügbarkeit von Medien die Mediennutzung insgesamt zugenommen hat. Auffällig ist dabei weiterhin, dass viele der 1998 erkennbaren Geschlechtsunterschiede (z. B. bei der Nutzung von Computern oder Spielekonsolen) im Jahre 2013 deutlich zurückgegangen und teilweise sogar komplett verschwunden sind. Dennoch sind die Funktionen, die mit Medien verknüpft werden, bei Mädchen und Jungen teilweise unterschiedlich.

> **Fazit**
> In den letzten Jahren hat die Vielfalt bzw. Bandbreite der Mediennutzung deutlich zugenommen, wobei allerdings keine Verdrängung traditioneller Medien zu beobachten ist. Daraus lässt sich folgern, dass der Zeitanteil, den Jugendliche insgesamt mit Medien verbringen, deutlich zugenommen hat.

## 3.2    Zusammenhang zwischen Mediennutzung und Stress

*Direkte und indirekte Zusammenhänge*

Mediennutzung kann zum Stresserleben im Jugendalter beitragen. Beim Zusammenhang zwischen Mediennutzung und Stress kann man zwischen direkten und indirekten Zusammenhängen unterscheiden. Im Folgenden soll zunächst auf einige direkte Zusammenhänge eingegangen werden, bei denen also aus dem Medienkonsum unmittelbar Stress resultieren kann.

*Direkte Stressauslösung durch Medienkonsum*

Eine unmittelbare Stressauslösung durch Medienkonsum wird erkennbar, wenn man sich beispielsweise das Betrachten eines Horrorfilms oder eines hochspannenden Krimis vor Augen führt. Beide haben eine hohe Anspannung des Zuschauers zur Folge. Auch ein actionreiches Videospiel kann in diesem Sinne stressauslösend wirken, weil es eine hohe Konzentration über längere Zeitstrecken erfordert. Dieser Effekt lässt sich auch wissenschaftlich nachweisen: In einer eigenen Studie (Maass, Lohaus u. Wolf 2010) wurden Jugendliche im Alter von 11 bis 14 Jahren für jeweils 45 Minuten mit verschiedenen Medientypen (Filme vs. Konsolenspiele) sowie verschiedenen Medieninhalten (gewalthaltige Action vs. gewaltlose Inhalte) konfrontiert. Ein Teil der Jugendlichen beschäftigte sich entweder mit dem (gewalthaltigen) Videospiel „King Kong" oder schaute sich Passagen aus dem gleichnamigen Action-Spielfilm an. Weitere Jugendliche spielten mit dem Videospiel zu „Wer wird Millionär" oder sahen sich eine Videoaufzeichnung der bekannten Quizsendung an. Es gab also vier Gruppen von Jugendlichen, die sich mit gewalthaltigen oder gewaltlosen Inhalten in unterschiedlichen Medien (Videogame oder Film) befassten. Als Ergebnis zeigte sich ein höherer Stresslevel bei gewalthaltigen im Vergleich zu nicht-gewalthaltigen Medieninhalten, der unter anderem in einer verstärk-ten Ausschüttung des Stresshormons Cortisol zum Ausdruck kam. Die Körperreaktionen der jugendlichen Probanden wiesen also auf gesteigerten Stress durch gewalthaltige Medien hin. Befragte man die Jugendlichen jedoch, mit welchen Medieninhalten sie sich gern weiter beschäftigen würden und welche ihnen mehr Spaß gemacht hatten, so waren die gewalthaltigen Medieninhalte deutlich belieb-ter als die nichtgewalthaltigen. Obwohl also die Körperreaktionen auf Stress hinwiesen, wurde dies nicht als unangenehm, sondern im Gegenteil sogar als positiv oder angenehm empfunden.

Dieser Effekt lässt sich ebenfalls leicht erkennen, wenn man Jugendliche beobachtet, die eine Rennsimulation spielen, die schnelle Reaktionen und hohe Konzentration erfordert. Auch hier kann es durch die hohe Anspannung über längere Zeiträume zu Stressreaktionen kommen, die jedoch subjektiv als angenehm emp-funden werden. Ähnliches gilt für manche Lebensereignisse (wie Geburtstage oder eine Hochzeitsfeier), die einerseits Stress bereiten können, auf der anderen Seite aber typischerweise als positiv erin-nert werden. Dies weist darauf hin, dass es neben negativ empfun-denem Stress (Distress) auch positiv empfundenen Stress (Eustress) gibt. Dabei gilt jedoch: Obwohl die subjektiven Empfindungen positiv sind, können die körperlichen Stressreaktionen auch im Fall von Eustress zu negativen Konsequenzen führen. So können sich als Folge psychische Erschöpfungssymptome oder physische Symptome wie Kopfschmerzen durch eine langdauernde Anspan-nungsphase einstellen. Selbst wenn Medieninhalte als angenehm empfunden werden, kann es also sinnvoll sein, den Medienkonsum so zu beschränken, dass Überforderungen vermieden werden. Es kommt dabei darauf an, ein Gespür für Überforderungssignale zu bekommen, um rechtzeitig gegensteuern zu können.

*Als positiv und als negativ empfundener Stress durch Medienkonsum*

Neben gewalthaltigen und spannungsinduzierenden Medienin-halten kann auch die Mitgliedschaft in einem sozialen Onlinenetz-werk für Jugendliche zum Stressfaktor werden. Nach den Daten des Bundesverbandes Informationswirtschaft, Telekommunikation und neue Medien e.V. (Bitkom) sind mittlerweile 96% der Jugendlichen im Alter von 14 bis 19 Jahren Mitglied in einem sozialen Online-netzwerk (wie Facebook; Bitkom 2013). Neben den vielen positi-ven Konsequenzen, die mit der Integration in sozialen Netzwerken verbunden sind (wie Informationsaustausch, soziale Unterstützung etc.), können hier jedoch auch Stressquellen entstehen. Dies gilt vor allem dann, wenn es im Rahmen der digitalen Kommunikation zu Mobbingerfahrungen kommt (sog. Cybermobbing). Dazu gehören beispielsweise Mobbing durch Ausgrenzungen oder das Streuen

*Cybermobbing als Stressquelle im Jugendalter*

von Gerüchten. Auch die Verbreitung von Foto- oder Filmaufnahmen mit kompromittierenden Inhalten gehört in diesen Bereich. So haben nach der aktuellen Studie des Medienpädagogischen Forschungsverbundes Südwest 38% der jugendlichen Internetnutzer bereits erlebt, dass jemand innerhalb des eigenen Bekanntenkreises mittels Internet oder Handy regelrecht fertiggemacht wurde. Dies berichten Mädchen (44%) insgesamt noch häufiger als Jungen (31%). Die Angaben sind in der jüngsten Altersgruppe (12 bis 13 Jahre) noch etwas geringer, bleiben dann aber im Alter von 14 bis 19 Jahre auf einem konstant hohen Niveau (Feierabend, Plankenhorn u. Rathgeb 2014).

*Folgen von Cybermobbing*

Mobbingerfahrungen beeinträchtigen das Selbstwertgefühl von Jugendlichen und können mit einer Vielzahl negativer Konsequenzen (wie Depressivität, geringeres physisches und psychisches Wohlbefinden, geringere Lebenszufriedenheit) verbunden sein (Kowalski, Giumetti, Schroeder & Lattanner 2014; ▶ Kap. 2). Als besonders kritisch gilt dabei, wenn Mobbing sowohl auf traditionellem Wege als auch über neue Medien erfahren wird. In diesem Fall können sich die negativen Effekte auf Selbstkonzept und Selbstwertgefühl summieren (Campbell et al. 2012). Obwohl gerade im Jugendalter soziale Onlinenetzwerke zum Aufbau, zur Aufrechterhaltung und zur Intensivierung von Sozialkontakten beitragen können, ergeben sich daraus also auch Gefahren, die mit negativen Konsequenzen für die Entwicklung verbunden sein können.

*Indirekte Medienwirkungen auf Stress durch Zeitverluste*

Neben diesen direkten Auswirkungen der Mediennutzung auf das Stresserleben sind auch indirekte Effekte möglich. Dazu gehört insbesondere, dass die Mediennutzung Zeit kostet, die dann für andere Aktivitäten fehlt. Insgesamt verbringen nach den Ergebnissen des repräsentativen Kinder- und Jugendgesundheitssurveys (KiGGS-Studie) 11- bis 17-jährige Jungen 3,8 Stunden und Mädchen 2,7 Stunden täglich mit Fernsehen bzw. Video, Computer bzw. Internet und Spielkonsolen (Lampert, Sygusch u. Schlack 2007). Eine Studie von Paulus, Schumacher und Sieland (2012) liefert ein noch differenzierteres Bild: Demnach verwenden 28% der 11- bis 18-Jährigen drei oder mehr Stunden täglich auf Fernsehen bzw. Video, 29% verbringen drei oder mehr Stunden am Computer und 44% mit Musikhören. Es gibt dabei deutliche Geschlechtsunterschiede. Während die Anteile von Jungen und Mädchen bei Fernsehen bzw. Video ähnlich sind, sind mehr Jungen als Mädchen Vielnutzer (drei und mehr Stunden) von Computern. Beim Musikhören dagegen sind die Anteile der Mädchen höher als die der Jungen. Insgesamt nimmt der Anteil der Vielnutzer vor allem im Altersbereich zwischen 11 bis 12 und 13 bis 14 Jahren deutlich zu, während er danach bis zum Alter von 17 bis 18 Jahren relativ stabil bleibt. Durch den hohen Zeitanteil, der mit Medienkonsum verbracht wird, kann letztendlich Zeit für schulbezogene Aktivitäten (wie beispielsweise Lernen), aber auch für Bewegung und Belastungsausgleich (z. B. durch Sport) fehlen. Wenn am Ende gar die Schulleistungen unter dem Medienkonsum leiden, kann ein Teufelskreis entstehen: Die sich verschlechternden Schulleistungen führen zu einer Zunahme von Schulunlust und Schulstress. Dies wiederum kann die Zeit vor dem PC oder Fernsehgerät noch weiter steigern – als hilfloser Versuch der betroffenen Jugendlichen, sich dadurch von den negativen Schulerfahrungen abzulenken. Es kann also eine negative Spirale entstehen. In der o.g. Studie von Paulus et al. (2012) wird dies dadurch belegt, dass der Anteil der Schüler mit ausgeprägter Schulunlust unter Schülern mit geringem Medienkonsum (weniger als zwei Stunden täglich) bei nur 21% liegt. In der Gruppe mit zwei bis vier Stunden Nutzungsdauer steigt der Anteil schulmüder Jugendlicher auf 25%, bei vier bis sechs Stunden auf 31% und bei mehr als sechs Stunden Mediennutzung gar auf 40%. Bei der Dauer des Medienkonsums sind hier Computer- und Fernseh-/Videonutzung zusammengefasst. Man kann also vermuten, dass ein hoher Medienkonsum die Zeit für schulisches Lernen reduziert und dadurch letztendlich indirekt den Schulstress erhöht.

Ähnliche Effekte können sich aus der Nutzung mobiler Medien ergeben, wenn diese zu einer dauernden Erreichbarkeit der Jugendlichen führen. Es kann beispielsweise ablenkend und aufmerksamkeitssenkend sein, wenn wichtige schulbezogene Aktivitäten (wie das Anfertigen der Hausaufgaben) wegen des Austauschs im sozialen Onlinenetzwerk ständig unterbrochen werden. Auch dies kann sich längerfristig negativ auf Schulleistungen auswirken. Um derartige Unterbrechungen zu vermeiden (vor allem wenn sie sehr häufig sind), kann ein zumindest zeitweises Ausschalten der Internetverbindung sinnvoll sein – obwohl dies vielen Jugendlichen ausgesprochen schwerfällt.

*Auswirkungen der andauernden Erreichbarkeit durch Onlinemedien*

Durch den hohen Zeitanteil, der mit Mediennutzung verbracht wird, kann auch der Zeitanteil, der für Sport und Bewegung verbleibt, reduziert werden. Sport und Bewegung dienen häufig dem Belastungsausgleich und tragen dadurch zum Stressabbau bei. Werden entsprechende Aktivitäten jedoch reduziert, kann weniger Stress abgebaut und die Belastung so indirekt erhöht werden. Forschungsbefunde, z. B. von Bös (2003), machen deutlich, dass die motorischen Leistungen im Kindes- und Jugendalter im Zeitraum zwischen 1975 und 2000 um mehr als 10% abgenommen haben. Dies wird durch eine zunehmende Verlagerung von Freizeitaktivitäten aus dem Outdoor- in den Indoor-Bereich erklärt (Schack u. Pollmann 2015). In der Studie von Paulus et al. (2012) zeigt sich sogar ein unmittelbarer

*Auswirkungen auf Sport und Bewegung*

*Mangelnde Konsolidierung von Lerninhalten durch emotional aufwühlende Medieninhalte*

*Neben negativen auch positive Wirkungen einer Mediennutzung*

Zusammenhang zwischen Mediennutzung und Bewegung. Unter den Jugendlichen mit einem täglichen Medienkonsum unter zwei Stunden sind jeweils nur 11% der Mädchen bzw. Jungen körperlich inaktiv. Bei einem täglichen Medienkonsum über sechs Stunden liegen die Anteile dagegen bei 24% (Mädchen) und 38% (Jungen).

Nicht nur der Faktor Zeit spielt eine Rolle, wenn man die indirekte Wirkung des Medienkonsums Jugendlicher auf Stress betrachtet: Die Nutzung von Medien kann auch den Effekt haben, dass eine Konsolidierung von Lerninhalten verhindert wird. Vor allem emotional aufwühlende Medieninhalte können dazu beitragen, dass zuvor Gelerntes schlechter behalten wird. In einer Studie von Maass et al. (2011) wurden 177 Jugendliche im Alter von 16 bis 19 Jahren gebeten, eine Wortliste zu lernen und sich eine Reihe von Bildern einzuprägen. Nach diesem Lernvorgang hatte die Hälfte der Jugendlichen die Gelegenheit, entweder ein gewalthaltiges oder ein gewaltfreies Videogame zu spielen. Nach der Spielphase erfolgte eine Abrufphase, in der die Jugendlichen die zuvor gelernten Wort- und Bildlisten erinnern und wiedergeben sollten. Bei den Bildern zeigte sich kein Unterschied, aber bei den Wortlisten zeigten sich deutliche Effekte zugunsten der Gruppe, die zuvor ein gewaltfreies Videogame gespielt hatte. Oder anders ausgedrückt: Jugendliche, die gewalthaltige Spiele gespielt haben, haben weniger Wörter gelernt. Es ist zu vermuten, dass die gewalthaltigen Szenen die Spieler stärker emotional aufwühlen, was eine Festigung der Lerninhalte verhindert. Daraus folgt, dass bei einer starken Mediennutzung nicht nur Zeit zum Lernen fehlen kann, sondern dass möglicherweise auch weniger im Gedächtnis haften bleibt. Dies gilt vor allem dann, wenn nach dem Lernen eine Konfrontation mit sehr intensiven und emotional aufwühlenden Medieninhalten stattfindet.

Bei den direkten und indirekten Medieneffekten auf Stress handelt es sich um mögliche Wirkungen, die jedoch nicht zwingend eintreten müssen. Dennoch spricht einiges dafür, dass mit einer intensiven Mediennutzung Gefahren verbunden sind, wie beispielsweise die Zeitverdrängungshypothese zeigt. Auf der anderen Seite ist festzustellen, dass Medien durchaus auch mit positiven Folgen für das Stressempfinden verbunden sein können. Auf diese Seite der Medaille soll im Folgenden näher eingegangen werden.

## 3.3    Mediennutzung zur Stressreduktion

*Stressabbau durch Medienkonsum möglich*

Medien können nicht nur zum Aufbau, sondern auch zum Abbau von Stress führen. Dies gilt insbesondere dann, wenn Medien gezielt genutzt werden, um Stress zu bewältigen. In einer eigenen Studie

(Lohaus et al. 2005) wurde die Beziehung zwischen Medienkonsum und verschiedenen Funktionen, die Jugendliche mit Medien verbinden, untersucht. Als potenzielle Funktionen wurden Informationssuche, Spaß und Problembewältigung einbezogen. Über verschiedene Medientypen hinweg (Fernsehen, auditive Medien, Printmedien und Computer) fanden sich jeweils hohe Zusammenhänge des Medienkonsums zu Spaß und Problembewältigung, lediglich beim Fernsehen und bei Printmedien gab es darüber hinaus einen hohen Bezug zur Informationssuche. Man kann daraus ableiten, dass mit der Mediennutzung – neben der Suche nach Spaß und Information – auch das Ziel verfolgt wird, eigene Probleme zu bewältigen.

Bei den stressreduzierenden Medienwirkungen lassen sich zwei grundlegende Unterstützungsformen unterscheiden. Medien können genutzt werden, um Emotionen zu regulieren (und dadurch die Folgen von Stress zu reduzieren) oder um Unterstützung bei der Lösung eigener Probleme zu bekommen. Betrachtet man zunächst die Emotionsregulation, dann geht es darum, dass Medien genutzt werden können, um

*Emotionsregulation*

— Ruhe und Entspannung zu finden (z. B. durch Musikhören),
— sich abzulenken (z. B. durch einen Unterhaltungsfilm),
— zu spielen und Spaß zu haben (z. B. durch ein Konsolenspiel),
— emotionale Unterstützung und Trost zu bekommen (z. B. durch Gleichaltrige in sozialen Netzwerken, wenn etwas schief gelaufen ist).

In allen diesen Fällen werden Medien genutzt, um mit den emotionalen Folgen von Stress besser klarzukommen oder insgesamt die eigene Stimmung positiv zu beeinflussen. Medien können jedoch ebenso genutzt werden, um Unterstützung bei der Lösung schwieriger Probleme zu bekommen. Einige Beispiele dafür sind:

*Lösung anstehender Probleme*

— Hilfe bei Leistungsproblemen (z. B. durch tutorielle Unterstützung aus dem Internet bei der Lösung mathematischer Probleme)
— Hilfe bei sozialen Problemen (z. B. durch Ratgeberseiten im Internet oder durch Freunde im sozialen Onlinenetzwerk)
— Hilfe bei materiellen Problemen (z. B. bei Verschuldung durch Internetforen)

In diesen Fällen geht es weniger um die Bewältigung von Emotionen, die durch persönliche Probleme hervorgerufen werden, sondern um Unterstützung bei der unmittelbaren Problemlösung. In einer Studie von Fridrici und Lohaus (2008) wurden Jugendliche der Klassenstufen 7 bis 9 nach Themen gefragt, bei denen sie das Internet zur Informationssuche einsetzen. Weit vorn standen dabei Themen wie

*Themen, bei denen Jugendliche das Internet zur Informationssuche einsetzen*

Musik, Sport, Unterhaltung und Technik. Erst im Mittelfeld rangierten Themen wie Hilfe bei Hausaufgaben und Referaten. Im hinteren Bereich folgten Themen wie Gesundheit und Ernährung sowie Hilfe bei persönlichen Problemen. Bei der Informationssuche stehen Spiel und Spaß demnach offensichtlich im Vordergrund, aber auch die Suche nach Informationen zum Umgang mit eigenen Problemen wird zumindest von einigen Jugendlichen genutzt.

*Internetnutzung zur Lösung eigener Probleme*

In dieser Studie wurde auch analysiert, inwieweit Jugendliche offen sind für die Nutzung digitaler Medien zur Lösung eigener Probleme. Deshalb mussten die befragten Schülerinnen und Schüler unter anderem einschätzen, ob sie sich vorstellen könnten, zur Bewältigung von Stress und eigenen Problemen im Internet Rat und Hilfe zu suchen oder sich in einem „Onlinechat" oder Forum mit anderen Jugendlichen über persönliche Probleme auszutauschen. Die Ergebnisse machen deutlich, dass Jugendliche insgesamt nicht sehr offen sind für diese Form der Internetnutzung. Allerdings zeigt sich auch, dass solche Jugendlichen, die viel Stress erleben, eher bereit sind, digitale Medien zur Lösung eigener Probleme zu nutzen (Fridrici u. Lohaus 2008). Das Internet bietet dabei – im Vergleich zu klassischen institutionellen Hilfen (wie Beratungsstellen o.Ä.) – den Vorteil eines sehr niederschwelligen Zugangs. Entsprechende Onlineangebote sind in der Regel kostenfrei, anonym und gut erreichbar (▶ Kap. 6).

## 3.4     Die Rolle der Medienkompetenz

*Dimensionen der Medienkompetenz*

Medienkompetenz kann dabei helfen, sich die Vorteile des Internets zu eigen zu machen und die Nachteile zu vermeiden. Sie nimmt also eine wichtige Vermittlerrolle ein, wenn es um die Wirkung von Medien und Mediennutzung auf das Stresserleben Jugendlicher geht. Nach Baacke (1997) lassen sich vier Dimensionen der Medienkompetenz unterscheiden (s. auch Treumann et al. 2007):

- Fähigkeit, Medien kritisch reflektieren und einordnen zu können (Medienkritik),
- Ausreichende Kenntnisse im Umgang mit Medien (Medienkunde),
- Fähigkeit zur gezielten Auswahl von Medien (Mediennutzung),
- Kompetenz, Medien aktiv mitzugestalten (Mediengestaltung).

*Bedeutung der Medienkompetenz bei der Stressreduktion*

Es leuchtet unmittelbar ein, dass es beispielsweise durch eine gezielte Auswahl von Medien besser möglich ist, den stressreduzierenden Anteilen bei der Mediennutzung mehr Gewicht zu verleihen und

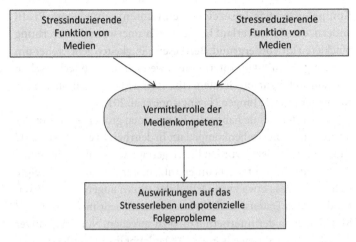

**Abb. 3.1**    Stress durch Medienkonsum: Die vermittelnde Rolle der Medienkompetenz

die stressverstärkenden Elemente zu meiden. Auch die Fähigkeit zur Medienkritik und Medienkunde können bei der Nutzung von Medien, die im Sinne einer Stressregulation günstig sind, hilfreich sein. Mit der Fähigkeit zur Mediengestaltung sind die innovativen und kreativen Nutzungspotenziale im Umgang mit Medien angesprochen, die unter Umständen ebenfalls zur Stressregulation beitragen können. Insgesamt kann also der Medienkompetenz eine Schlüsselrolle bei der Nutzung von Medien im Rahmen der Stressregulation zugesprochen werden. Diese Zusammenhänge sind in ◘ Abb. 3.1 zusammengefasst.

Es stellt sich daher die Frage, ob und wie Jugendlichen Medienkompetenz vermittelt wird. Im Jahr 2012 wurden die jugendlichen Teilnehmer der Studie des Medienpädagogischen Forschungsverbundes Südwest gefragt, ob sie in der Schule – im Unterricht oder in einer AG – schon einmal Themen wie Internet, Handy, Onlinecommunities oder Datenschutz durchgenommen haben. Diese Frage bejahen 55% der 12- bis 13-Jährigen, 69% der 14- bis 15-Jährigen, 65% der 16- bis 17-Jährigen und 57% der 18- bis 19-Jährigen. Vor allem, wenn man die technischen Kompetenzen (als Teilaspekt der Medienkunde) betrachtet, finden sich deutliche Geschlechtsunterschiede. Bei fast allen erfassten Kompetenzen (z. B. Installation von Zusatzgeräten, Herunterladen von Software, Löschen von Cookies, Erweiterung des Arbeitsspeichers etc.) zeigen sich deutlich mehr praktische Erfahrungen bei den Jungen. Lediglich beim Blockieren von Nachrichten liegen beide Geschlechtsgruppen gleichauf (Behrens u. Rathgeb 2012). In einem EU-weiten Projekt zur Mediennutzung im Jugendalter (EU Kids Online Project) zeigten sich dagegen eher geringere Geschlechtsunterschiede. Hier standen

*Daten zur Medienkompetenz im Jugendalter*

**3**

Kompetenzen wie Lesezeichen einrichten, sein eigenes Profil ändern, den Seitenverlauf löschen oder unerwünschte Werbung blockieren im Vordergrund. Bei diesen Fähigkeiten geht es eher um den Umgang mit dem Internet und weniger um den technischen Umgang mit digitalen Geräten. Hier zeigen Mädchen ähnlich hohe Kompetenzen wie Jungen (Livingstone et al. 2012).

*Rolle der Eltern bei der Vermittlung von Medienkompetenz*

Außer der Schule haben die Eltern einen großen Anteil an der Vermittlung von Medienkompetenz. In dem bereits erwähnten „EU Kids Online Project" wurden Eltern gefragt, wie sie ihre Kinder bei der Nutzung des Internets unterstützen. Für das Jahr 2014 zeigte sich dabei, dass etwa zwei Drittel der Eltern angaben, mit ihren Kindern über Datensicherheit, Informationssuche im Internet und Möglichkeiten der Internetnutzung zu sprechen. Nur ein geringer Anteil der Eltern (jeweils etwa 20%) erlaubt ihren Kindern nicht, ein eigenes Profil in einem sozialen Netzwerk zu haben, blockt oder filtert bestimmte Internetinhalte oder kontrolliert die besuchten Websites. Diese Form des Monitorings variiert jedoch deutlich mit dem Alter, wobei das einbezogene Altersspektrum in dieser Studie zwischen 9 und 17 Jahren lag. Insgesamt setzen die Eltern stärker auf eine Besprechung von internetbezogenen Themen mit ihren Kindern und nicht so sehr auf restriktive Erziehungsmaßnahmen, indem sie Beschränkungen für bestimmte Internetnutzungen setzen (Livingstone et al. 2014).

*Elternmaßnahmen bei der Vermittlung von Medienkompetenz*

Was die Medienkompetenz angeht, liegen die deutschen Kinder und Jugendlichen im Jahr 2012 eher im unteren Drittel der 25 einbezogenen EU-Länder. Obwohl die Medienausstattung bei Jugendlichen in Deutschland hoch ist, besteht bei der Medienkompetenz noch Verbesserungsbedarf. In Anlehnung an Livingstone et al. (2014) können Eltern unter anderem durch folgende Maßnahmen zur Medienkompetenz von Jugendlichen beitragen,

- indem sie selbst über die Chancen und Risiken des Internets informiert sind und gegebenenfalls entsprechende Information an die Jugendlichen weiterleiten, um Risiken bei der Mediennutzung zu reduzieren;
- indem sie Jugendliche ermuntern, über Probleme, mit denen sie durch die Nutzung elektronischer Medien konfrontiert werden, zu reden;
- indem sie geeignete Vermittlungsstrategien finden, um über das Internet ins Gespräch zu kommen, die von Jugendlichen als hilfreich angesehen und nicht als Einmischung empfunden werden.

*Maßnahmen, die Jugendliche ergreifen können*

Es ist wichtig, dass Eltern sich als Gesprächspartner bei Problemen (wie Mobbing, sexuelle Belästigung etc.) anbieten, damit Jugendliche gegebenenfalls Unterstützung bekommen können. Doch nicht nur Eltern können etwas tun: Nach Livingstone et al. (2014) gibt es viele Maßnahmen, die auch die Jugendlichen selbst ergreifen können:

- Die eigenen Kenntnisse und Kompetenzen zur Nutzung elektronischer Medien erweitern, um das gesamte Spektrum der Möglichkeiten, die elektronische Medien bieten, in kreativer und entwicklungsförderlicher Weise nutzen zu können.
- Verantwortung auch für andere Jugendliche übernehmen, um Cybermobbing und andere Formen der Belästigung zu verhindern und sich gegebenenfalls auch aktiv für Betroffene einzusetzen.
- Strategien entwickeln, um sich vor Belästigung zu schützen (Blockieren unerwünschter Kontakte; Nutzen von „reporting tools", um unerwünschte Erfahrungen an die Betreiber von Internetseiten weiterzugeben etc.).
- Sich Hilfe suchen bei Eltern, anderen vertrauten Erwachsenen oder bei Freunden, wenn man Mobbingopfer geworden ist oder andere unerwünschte Erfahrungen gemacht hat.
- Sich an angegebene Altersgrenzen halten und gegebenenfalls Rat bei Eltern oder Lehrern suchen, um Informationen über altersangemessene Inhalte zu bekommen.
- Möglichst keine persönlichen und privaten Informationen preisgeben (weder über die eigene noch über andere Personen), da sie im Netz weitergegeben werden könnten.

Dies sind gleichzeitig wichtige Punkte, die auch von Eltern in entsprechenden Gesprächen thematisiert werden können. Idealerweise stehen Eltern ihren Kindern von Anfang an als vertrauensvolle Begleiter bei der Nutzung von elektronischen Medien zur Verfügung. So stehen die Chancen gut, dass sie auch in späteren Jahren von ihren dann jugendlichen Kindern noch selbstverständlich als Ansprechpartner wahrgenommen werden.

*Die Vermittlung von Medienkompetenz sollte nicht erst im Jugendalter beginnen*

**Fazit**
Beim Medienkonsum im Jugendalter liegen Fluch und Segen eng beieinander. Medien können dazu beitragen, dass Jugendliche erheblichen Stress erleben (z. B. durch Mobbingerfahrungen, durch negative Auswirkungen auf Schulleistungen etc.), wobei allerdings nicht jeder Stress, der durch Medien erzeugt wird, als negativer Stress erlebt wird. Auch positiver Stress durch spannungsreiche Medien ist denkbar, der jedoch physiologisch ebenfalls als Anspannung

**3**

wirkt und Stressreaktionen zur Folge haben kann. Auf der anderen Seite kann Mediennutzung aber auch stressreduzierend wirken (z. B. durch das Anhören entspannender Musik oder die gezielte Suche nach Hilfe zur Lösung von Problemen). Letztendlich ist es wichtig, einen kompetenten Umgang mit Medien zu lernen, um die vielfältigen Möglichkeiten und Funktionen gewinnbringend nutzen zu können und um potenziell negative Wirkungen möglichst zu vermeiden. Die Medienkompetenz nimmt deshalb eine wichtige Vermittlerrolle ein. Hier kann das soziale Umfeld (Eltern, Schule, Gleichaltrige etc.) Einfluss nehmen, um Jugendliche bei der Vermeidung oder Verarbeitung negativer Erfahrungen zu unterstützen.

# Die Eltern: Hilfe oder ein weiteres Hindernis?

© Springer-Verlag GmbH Deutschland 2017
A. Lohaus, M. Fridrici, H. Domsch, *Jugendliche im Stress*,
DOI 10.1007/978-3-662-52861-7_4

In den vorangegangenen Kapiteln ging es zunächst darum, die Großbaustelle Jugendalter genauer unter die Lupe zu nehmen und dabei ein Augenmerk auf besondere Herausforderungen im Baustellenbetrieb zu richten. Nun sollen Wege aufgezeigt werden, wie Jugendliche bei der Stressbewältigung unterstützt werden können – und wie im besten Falle sogar die Gefahr für ein Auftreten von potenziellen Stressquellen reduziert werden kann. Dabei geht es in diesem Kapitel vor allem um Eltern, denen eine besondere Rolle bei der Begleitung und Unterstützung von Jugendlichen zukommt. Eltern sind gewissermaßen eines der wichtigsten Bauunternehmen auf der Baustelle. Nachfolgend kommen deshalb einige Anregungen, die Eltern eine erfolgreiche Zusammenarbeit mit den Bauherren – ihren jugendlichen Kindern – erleichtern sollen.

*Nur passende Anregungen sollten aufgegriffen werden*

Beim Lesen stellt man möglicherweise fest, dass die eine oder andere Anregung nicht zur eigenen Situation passt. Andere Ideen wiederum nimmt man auf, ändert sie vielleicht ein wenig ab und probiert sie aus. Dabei gilt immer die Regel: Ein guter Weg muss zu einem selbst passen, er muss zum Jugendlichen passen, und er muss in die Familie passen. Und schließlich gibt es vielleicht Bereiche, in denen gar keine Änderungsnotwendigkeit besteht. Dann gilt die alte Regel von Technikern: „Never change a running system!"

## 4.1    Erziehungsverhalten, aber welches?

*Zunehmende Konflikte mit den Eltern im Jugendalter*

Eine der zentralen Entwicklungsaufgaben von Jugendlichen ist die Ablösung von den Eltern. Dies fällt beiden Seiten nicht immer leicht. Auf ihrem Weg zur Abnabelung wenden sich Jugendliche verstärkt Gleichaltrigen zu, welche eine immer größere Bedeutung einnehmen. Vor allem im Übergangsfeld von der frühen zur mittleren Adoleszenz nehmen die Konflikte mit den Eltern zu. Die Jugendlichen pochen auf ihre Selbständigkeit bei Entscheidungsprozessen und fordern zunehmend das Recht, für sich selbst entscheiden zu dürfen (Lohaus u. Vierhaus 2015). Dies kann verstärkte Auseinandersetzungen mit den Eltern zur Folge haben.

*Trend zur De-Idealisierung der Eltern*

Hinzu kommt, dass Jugendliche ihre Eltern weniger idealisieren, als kleine Kinder dies tun. Eltern werden vielmehr als normale Menschen unter einer Vielzahl anderer Menschen mit Stärken und auch mit Schwächen gesehen. Als Folge entsteht häufig ein gleichberechtigtes und (im positiven Fall) eher partnerschaftliches Verhältnis.

---

**Beispiel**

Im Kindergarten und in der Grundschule erzählte Lea gerne
von ihrer Mutter. Sie konnte ihren Freundinnen so einige
Geschichten aus dem beruflichen Alltag einer Polizistin
berichten, was immer zu einiger Bewunderung führte. Wenn
Sie von ihrer Mutter erzählte, begann Lea ihre Sätze gern mit:
„Und dann kommt meine Mama und … "
Aber nun ist Lea in der siebten Klasse angelangt. Von ihrer
Mutter erzählt sie ihren Freundinnen heute deutlich weniger.
Das Bild einer Heldin in Uniform ist in Leas Kopf in Flammen
aufgegangen. Immer deutlicher wird ihr, was ihre Mutter alles
nicht gut bewältigt, wo sie ihre Schwächen hat und welches
Verhalten vor ihren Freundinnen peinlich ist – auch für Lea
eine schmerzhafte Erfahrung. Sicherlich sieht sie noch viel
Positives an ihrer Mutter und greift auch im Alltag darauf
zurück – nur angeben würde sie damit nicht mehr.

---

Das elterliche Erziehungsverhalten lässt sich im Kindesalter recht
gut mit den Dimensionen Wärme/Unterstützung und Lenkung/
Kontrolle beschreiben. Aus der Kombination dieser beiden Dimensionen lassen sich vier elterliche Erziehungsstile ableiten: (a) der
autoritative, (b) der autoritäre, (c) der permissive und (d) der vernachlässigende Erziehungsstil (Baumrind 1971). Der autoritative
Erziehungsstil ist dabei durch elterliche Wärme charakterisiert,
wobei die Eltern gleichzeitig ihr Kind lenken und dadurch Grenzen
aufzeigen. Gesetzte Regeln werden nachgehalten, dies aber auf eine
wohlwollende Art, bei der Eltern die Möglichkeiten des Kindes
berücksichtigen und das Kind auf angemessene Weise begleiten.
Dazu gehört beispielsweise, Regeln nicht als gesetzt stehen zu lassen,
sondern Kindern Erklärungen zu bieten, warum die Einhaltung
dieser Regel wichtig erscheint. Eine starke Lenkung und Kontrolle
ist auch Kennzeichen des autoritären Erziehungsstils, wobei dies
hier aber mit wenig emotionaler Wärme gepaart ist. Verkürzt lässt
sich sagen: Der Erwachsene bestimmt, das Kind hat zu machen.
Dem Einhalten von Regeln wird dabei ein hoher Stellenwert zugesprochen. Der permissive oder auch laissez-faire Erziehungsstil lässt
bei den Kindern vieles durchgehen und achtet wenig auf die Einhaltung von Regeln. Gleichzeitig findet sich hier jedoch eine hohe emotionale Wärme den Kindern gegenüber. Eingebettet in Wärme und
Zuwendung erfahren Kinder hier also wenig Grenzen und Vorgaben
von Erwachsenen. Der vernachlässigende Erziehungsstil ist dagegen
in jeder Hinsicht durch Gleichgültigkeit den Kindern gegenüber

*Dimensionen des
Erziehungsverhaltens und
Erziehungsstile*

charakterisiert. Die Eltern kümmern sich weder um die Einhaltung von Regeln, noch zeigen sie emotionale Wärme.

*Autoritativer Erziehungsstil besonders günstig im Kindesalter*

Für das Kindesalter konnte vielfach belegt werden, dass vor allem ein autoritativer Erziehungsstil mit einer Kombination von emotionaler Wärme und Lenkung mit positiven Entwicklungsergebnissen bei den so erzogenen Kindern verbunden ist. Diese Kinder weisen ein hohes Maß an sozialer Kompetenz und Selbstkontrolle auf, zeigen häufig bessere schulische Leistungen, achten stärker auf ihre Gesundheit und neigen zur Vermeidung von Risikoverhaltensweisen.

*Altersgerechte Anpassungen des elterlichen Erziehungsverhaltens im Jugendalter notwendig*

Die elterlichen Dimensionen Wärme/Unterstützung und Lenkung/Kontrolle sind auch im Jugendalter noch relevant und wichtig. Es sind jedoch Anpassungen an das Alter erforderlich. Wärme und Unterstützung sollten an das Jugendalter und die Bedürfnisse der Jugendlichen angepasst werden. Es gilt aber immer noch der Anspruch der bedingungslosen Liebe: Ich stehe zu dir als Person, als mein Kind – unabhängig von deiner Leistung oder deinen Fehlern.

*Ein gewisses Maß an Lenkung und Kontrolle kann sinnvoll sein*

Nicht nur das Angebot von emotionaler Unterstützung bleibt im Jugendalter wichtig: Auch die Dimension Lenkung/Kontrolle ist nach wie vor bedeutsam. Es geht dabei aber nicht um ein strenges Kontrollverhalten und das Einhalten von Regeln und Restriktionen, sondern eher um eine elterliche Informiertheit über mögliche Probleme ihrer jugendlichen Kinder. Dennoch ist es auch im Jugendalter gelegentlich notwendig, Grenzen aufzuzeigen. So kann es beispielsweise sinnvoll sein, auf das Einhalten von Regeln für das familiäre Zusammenleben zu pochen. Dies kann natürlich mit Auseinandersetzungen verbunden sein, die jedoch sinnvoll sind, weil Jugendliche ihre Grenzen ausloten möchten und teilweise bewusst Auseinandersetzungen in Kauf nehmen. Es ist dabei wichtig, dass alle Beteiligten lernen, eine Kompromissbereitschaft an den Tag zu legen. Dies bedeutet, dass nicht nur von den Jugendlichen erwartet wird, Regeln und Verhaltensnormen einzuhalten, sondern dass auch seitens der Eltern eine Veränderungsbereitschaft besteht. Nicht nur die Jugendlichen entwickeln sich, sondern auch das soziale Umfeld entwickelt sich in der Auseinandersetzung mit Jugendlichen. Wenn alle Beteiligten offen für neue Erfahrungen sind, ergeben sich gerade aus der Auseinandersetzung mit Jugendlichen Chancen zur Weiterentwicklung auch für Erwachsene. Man kann dem Jugendalter damit auch viele positive Aspekte abgewinnen.

*Einigkeit in der Erziehung?*

Eltern beklagen oftmals, dass sie sich in einigen Erziehungsfragen nicht einig seien und dass dies zu weiteren Konflikten führe – allerdings auf der Paarebene. Großeltern mischen vielleicht auf der Grundlage ganz anderer Ideale ebenfalls mit. In der Beratung stellen Eltern oft die Frage, ob diese unterschiedlichen Erziehungsstile nicht schaden würden. Besteht ein größerer Konflikt bezüglich der Erziehungsfrage, lässt sich manchmal sogar beobachten, wie sich Erziehungsstile allmählich verstärken, da man den Stil des Partners ausgleichen möchte.

Die Eltern von Fynn haben unterschiedliche Vorstellungen darüber, wie man mit seinen häuslichen Wutanfällen umgehen soll. Fynns Mutter sieht, dass es ihm in der Schule nicht gut geht und reagiert mit Verständnis, Nachgeben und Verwöhnen. Fynns Vater verfolgt eine andere Strategie: Auch wenn es verschiedene Punkte gibt, die Fynn gerade in der Schule belasten, soll er zu Hause Grenzen wahren. Sein Verhalten sei deshalb nicht zu dulden. Er setzt verschiedene Strafen bei Fynn durch. Fynns Mutter kann es kaum ertragen, wie ihr Sohn und ihr Mann aneinandergeraten. Auch die anschließend verhängten Strafen empfindet sie als zu hart. Sie sieht ihren Sohn noch mehr leiden, doch jetzt nicht nur in der Schule, sondern auch zu Hause. Dementsprechend reagiert sie nach einem solchen Streit nachgiebiger und weicht die gesetzten Konsequenzen ihres Mannes wieder auf, wenn dieser nicht anwesend ist. Beobachtet Fynns Vater den Umgang seiner Frau mit seinem Sohn, wird er noch ungeduldiger. Hier muss man endlich mal durchgreifen, so kann das nicht weitergehen! Bei der nächsten Konfrontation mit seinem Sohn fällt die Strafe noch deutlicher aus.

Wie auf einer Waage versucht ein Elternteil in diesem Beispiel den Erziehungsstil des anderen auszugleichen – und wird dabei möglicherweise auch in seinen eigenen Vorstellungen und Handlungen extremer, als er dies eigentlich möchte. Solche Prozesse geschehen oftmals automatisch. Ziel muss es sein, diese bewusst zu machen, um ein Hin- und Herkippen der Waage zu vermeiden.

Jugendliche sind auch im sonstigen Alltag damit konfrontiert, dass Erwachsene oder auch Gleichaltrige unterschiedlich handeln – egal, ob dies Lehrer, Verwandte oder Freunde sind. Unterschiedlichkeit in der Erziehung spiegelt daher lediglich die Realität wieder. Davon abgegrenzt werden sollte jedoch Uneinigkeit. Bei unterschiedlichen Erziehungsstilen haben sich die Eltern auf einige feste Rituale und auch Grenzen geeinigt, auch wenn diese unterschiedlich ausgelegt werden können. Das Wohl des eigenen Kindes steht im Vordergrund einer Erziehungspartnerschaft. Bei einem uneinigen Erziehungsstil steht oftmals nicht mehr das eigene Kind im Mittelpunkt, sondern es geht um einen Machtkampf zwischen den Eltern, wobei oftmals verdeckte Beziehungs- und Partnerschaftskonflikte eine Rolle spielen. Hier können Kinder ihre Eltern gegeneinander ausspielen oder geraten in einen für sie sehr

*Uneinigkeit versus Unterschiedlichkeit*

**4**

stressigen Loyalitätskonflikt. In diesem Fall besteht Handlungsbedarf: Eltern, die sich uneinig sind, sollten in Erwägung ziehen, ihr Erziehungshandeln gemeinsam mit einer neutralen Person zu reflektieren und ggf. weiterzuentwickeln. Kompetente Hilfe bieten hier beispielsweise die Beraterinnen und Berater von Familien- und Erziehungsberatungsstellen.

## 4.2     Gespräche führen

*Eltern als wichtige Ansprechpartner für Jugendliche*

Gerade Eltern von Jugendlichen beklagen, dass ihre Kinder schnell von elterlichen Fragen und Gesprächsangeboten genervt sind. Interessanterweise spielen Eltern jedoch dennoch auch im Jugendalter als Gesprächspartner für schwierige Themen eine zentrale Rolle. In einer Untersuchung von Miller-Day (2002) wurden 67 Jugendliche (11 bis 17 Jahre) gefragt, mit wem sie am ehesten über Alkohol, Zigaretten und andere Drogen sprechen würden. 70% der Jugendlichen gaben ihre Mutter an, 12% ihren Vater, 7% ihre Großeltern, 7% ihre Geschwister und lediglich 3% würden mit außerfamiliären Personen über diese Themen sprechen. Die Ergebnisse zeigen, wie wichtig die Eltern für Jugendliche sind, um über ernste Themen und Sorgen zu sprechen. Dennoch ist es nicht immer einfach, richtig zuzuhören und einfühlsam auf sein Kind einzugehen. Wie schwierig es ist, eine Botschaft angemessen zu formulieren und dem Adressaten zu vermitteln, mag ◘ Abb. 4.1 veranschaulichen. Was Eltern meinen und wie es bei Jugendlichen ankommt, kann weit auseinandergehen.

### 4.2.1     Ich versuche, dich zu verstehen: Empathie

Grundlage für gute Gespräche ist Empathie. Es geht darum, gedanklich in die Schuhe des anderen zu schlüpfen.

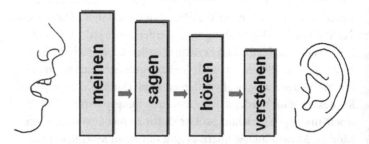

◘ **Abb. 4.1**    Der Weg vom Sender zum Empfänger: Was von der Botschaft noch übrig bleibt (mit freundlicher Genehmigung von © Uta Theiling)

**Die Schuhe wechseln**

Die beiden amerikanischen Psychologen Robert Brooks und Sam Goldstein (2002) schlagen folgendes Experiment vor, das zum Nachdenken anregen soll und etwas Fantasie verlangt. Dennoch eröffnet es eine gute Möglichkeit, um die Perspektive eines Jugendlichen einzunehmen und ein Stück weit zu verstehen.

Im Folgenden möchten wir Sie bitten, einmal gedanklich in die Schuhe Ihres Sohnes oder Ihrer Tochter zu schlüpfen und in diesen Schuhen einen Tag zu durchschreiten. Stellen Sie sich also vor, Sie wären Ihr Kind. Stellen Sie sich einen klassischen Tag Ihrer Tochter bzw. Ihres Sohnes vor. Was denkt Ihr Kind, wenn es morgens geweckt wird? Wie fühlt es sich, wenn es am Frühstückstisch sitzt, auf dem Weg zur Schule ist, die Klasse betritt, eine schlechte Note zurückbekommt, mittags nach Hause kommt, an seinen Schulaufgaben sitzt, bei seinen Freunden ist oder eine Textnachricht erhält? Mit welchen Gedanken geht Ihr Kind abends ins Bett?

Empathie vermittelt dem Gegenüber, dass wir seine Gedanken, seine Gefühle, seinen Standpunkt und damit seine gesamte Person ernst nehmen. Es geht darum, dem Jugendlichen zu vermitteln, dass man seine Position wahrgenommen hat. Diesen Anspruch zu halten, ist nicht einfach, gerade wenn es zu einem Konfliktgespräch kommt. Auf einem Elternabend fragte ein Vater frustriert und hoffnungsvoll zugleich, ob es für seinen jugendlichen Sohn ein Training gebe zum empathischen Umgang mit Eltern. Dennoch ist eine empathische Grundhaltung das Fundament eines guten Gespräches. Dazu gehört auch die Kunst des Zuhörens.

*Empathie ist wichtig in der Interaktion mit Jugendlichen*

## 4.2.2  Der Schlüssel zur Seele: Zuhören!

Viele Jugendliche haben das Gefühl, nicht richtig verstanden zu werden. Hinzu kommt der in ▶ Kap. 1 beschriebene Hang zum Jugendegozentrismus: Typisch für viele Jugendliche ist das Gefühl, dass ihr Erleben und ihre eigenen Erfahrungen einzigartig sind und nicht von den Erwachsenen nachvollzogen werden können. Viele reagieren daher auf elterliche Weisheiten wie „Das haben schon viele vor dir geschafft!" oder „Das ist im Leben so, ich kann mich erinnern ... " besonders ablehnend. Das Gefühl, unverstanden zu sein, wird häufig sogar noch verstärkt, wenn Erwachsene vorschnell mit Lösungsvorschlägen für Probleme bei der Hand sind, die von den Jugendlichen wiederum als unpassend empfunden werden, weil sie vermeintlich aus einer anderen Zeit stammen und nicht in diesen konkreten Kontext gehören.

*Zuhören und Verständnis wichtig*

4

> ## Beispiel
>
> Janina geht in die neunte Klasse. Sie hat feuerrotes Haar und
> kleine Sommersprossen im Gesicht. Bereits seit mehreren
> Wochen sitzt sie sehr schweigsam am Mittagstisch. Über die
> Schule ist fast nichts aus ihr herauszubekommen. Jede Frage
> ihrer Mutter wehrt sie genervt ab. Janinas Mutter ist davon sehr
> getroffen, da sie immer geglaubt hatte, ein gutes Mutter-Toch-
> ter-Verhältnis zu pflegen. Eines Tages, als sie ihre Tochter gerade
> zur Musikschule fährt, erzählt Janina ein kleines Stück ihrer
> großen Sorgen. In der Klasse fühlt sie sich in der letzten Zeit nicht
> mehr wohl. Sie habe das Gefühl, von einer Klassenkameradin
> immer wieder vor den anderen bloßgestellt zu werden. Dieses
> Mädchen mache sich über ihre roten Haare lustig. Oft tuschelt
> sie mit den anderen Mädchen und blickt dabei in ihre Richtung.
> Janinas Mutter ist froh, dass ihre Tochter endlich anfängt zu
> erzählen. Sofort möchte sie helfen. „Du bist doch ein hübsches
> Mädchen, Janina. Du darfst einfach nicht darauf eingehen.
> Versuche sie einfach zu ignorieren, dann wird es vorübergehen.
> Jedem kann das mal passieren", sprudelt es aus ihr heraus.
> „Mama, du verstehst gar nichts", ist Janinas einzige Antwort.
> Dann schließt sie die kleine Tür zu ihren sorgenvollen Gedanken
> wieder zu und dreht den Schlüssel mehrmals um.

*Keine schnellen Lösungen,
sondern zunächst aktiv
zuhören*

Die Mutter von Janina meint es gut mit ihrer Tochter. Sie hört und
merkt, dass es Janina nicht gut geht. Diese belastenden Gefühle für
ihre Kinder möchten Eltern oftmals gerne sofort beenden – und
rutschen damit in eine Falle: schnelle Lösungsvorschläge und Hilfs-
angebote, ohne vielleicht den Kern des Problems richtig verstanden
zu haben. Wie entscheidend dabei ist, sich selbst zunächst zurück-
zunehmen und zuzuhören, beschreibt eine wissenschaftliche Studie
von Steward (1995). Untersucht wurde das Gesprächsverhalten von
Ärzten. Nach der allgemeinen Begrüßung wird der Patient aufgefordert, sein Anliegen vorzutragen. Bereits in den ersten drei Minuten
unterbrachen die Ärzte ihre Patienten in der Regel. Sie hatten erste
Hypothesen gebildet und versuchten durch Nachfragen, diese zu
prüfen, um entsprechende medizinische Unterstützung einleiten zu
können. Das frühe Einhaken verhinderte jedoch bei einer erheblichen Anzahl an Patienten, dass diese alle ihre medizinischen Sorgen
aufzählten, sodass viele Symptome unter den Tisch fielen. Steward
schulte daher die Ärzte in Gesprächsführung und regte sie an, in der
ersten Gesprächsphase zunächst nur aktiv zuzuhören. Das Ergebnis war überzeugend: Die Patienten bewerteten den Arztkontakt

als positiver, der Arzt stellte mehr richtige Diagnosen, die Bereitschaft der Patienten, der vorgeschlagenen Behandlung zu folgen, war höher, und die Therapiemaßnahmen erwiesen sich als erfolgreicher. Wie das Beispiel von Janina und ihrer Mutter zeigt, geht es Eltern manchmal nicht anders als Ärzten.

Durch geduldiges Zuhören bekommt man einen Zugang zur Gedankenwelt eines Jugendlichen, und umgekehrt bekommt der Jugendliche das Gefühl, verstanden zu werden. Auf diesem Wege kann es zu der bereits erwähnten elterlichen Informiertheit kommen. Die Eltern wissen dadurch, mit welchen Problemen sich ihre Kinder konfrontiert sehen, und sie können sie bei Bedarf auch unterstützen. Möchte man etwas von jemanden erfahren oder ihn bei etwas unterstützen, gilt als Faustregel: Man hört mindestens zweimal so lange zu, wie man selbst redet.

Wir möchten die oben angeführte Geschichte umschreiben. Wie kann Janinas Mutter sich empathisch verhalten und so ihre Tochter unterstützen?

*Elterliche Informiertheit durch Zuhören*

---

**Beispiel**

Als Janina mit ihrer Mutter auf dem Weg zur Musikschule im Auto sitzt, beginnt sie, von dem anderen Mädchen (im oberen Beispiel ging es nur um ein Mädchen, das Janina bloßstellt) in der Schule zu erzählen. „Ich kann mir vorstellen, dass man sich schlecht fühlt, wenn man von jemand anderem bloßgestellt wird", sagt ihre Mutter zu ihr, als sie sich die ganze Geschichte angehört hat. „Ja, ich fühle mich dann ganz gelähmt. So als ob ich mich gar nicht mehr bewegen kann. Ich werde einfach nur noch rot im Gesicht, und das ist schrecklich."
„Was sagen denn die anderen dazu?", fragt ihre Mutter.
„Sie halten sich da raus oder grinsen einfach nur. Lisa, die beste Freundin von der, kichert auch mal dumm", erzählt Janina.
„Janina, ich freue mich, dass du mir davon erzählt hast. Ich kann mir nun ein bisschen besser vorstellen, was dich gerade bewegt. Wenn du möchtest, können wir uns nach der Musikschule gemeinsam hinsetzen und überlegen, was du tun kannst."
Damit ist Janina einverstanden. Sie ist froh, dass ihre Mutter versteht, wie es ihr geht.

---

Selbstverständlich wird sich nicht jede Situation so gut auflösen wie die eben beschriebene. Dennoch sind Empathie und Zuhören wichtige Bausteine, um Jugendlichen im Umgang mit stressigen Situationen zu helfen und auf sie einzugehen.

### 4.2.3  Türöffner und Türschließer

*Sätze und Formulierungen,*
*die Gespräche erleichtern oder*
*erschweren*

Viele Eltern werden sich in Gesprächssequenzen wie der folgenden wiederentdecken können:

- *„War es heute gut in der Schule?"*
- *„Geht so."*
- *„Warum denn geht so? War etwas Besonderes?"*
- *„Nein."*
- *„Habt ihr heute die Arbeit geschrieben?"*
- *„Ja."*
- *„Und bist du zufrieden?"*
- *„Geht so."*
- *„Warum denn geht so? Bist du fertig geworden?"*
- *„Ja."*
- *„Und warum dann geht so?"*
- *„Hab ich vergessen!"*
- *„Was heißt hier vergessen? Das kann doch gar nicht sein, es geht um heute Vormittag, nicht um letztes Jahr!"*
- *„Du nervst!"*

Hinzu kommt das typische jugendliche Augenrollen, das den Eltern immer wieder aufs Neue vermitteln soll: Hör auf damit! Das Ziel von vielen Jugendlichen ist es, bei solchen elterlichen Fragen besonders kurze Antworten zu finden – oder solche, die ein Nachfragen deutlich erschweren (z. B. „Weiß nicht").

Es gibt verschiedene Türöffner, die ein Gespräch erleichtern, aber ebenso Türschließer, die ein Gespräch deutlich verkürzen. Zuhören und Empathie zeigen sind zwei der wichtigsten Türöffner in Gesprächen. Darüber hinaus wollen wir hier noch einige weitere Anregungen geben.

*Offene Fragen*

Offene Fragen regen zum Nachdenken an und zeigen Interesse an dem bisher Gesagten. Zu den offenen Fragen gehören unter anderem Fragen, die mit einem Fragewort beginnen (z. B. was, wie, warum, wer, womit etc.); man bezeichnet sie deshalb auch als „W-Fragen". Beispiele für solche Fragen können sein:

- *„Was denkst du über … ?"*
- *„Wie habt ihr das gemacht?"*
- *„Womit bist du zufrieden?"*

Alle diese Fragen lassen sich schwerer mit „Ja" oder „Nein" beantworten, als dies in dem Eingangsbeispiel der Fall war. Die dort gestellten Fragen nennt man deshalb auch geschlossene Fragen. Sie ermöglichen also eine kurze, knappe Antwort. Zu den offenen Fragen gehören allerdings auch solche, die nach Rechtfertigung verlangen, wie beispielsweise „Warum bist du zu spät gekommen?" oder „Wie kannst du das nur machen?". Sie zählen jedoch eher zu den Türschließern.

Rückfragen ermöglichen es sicherzugehen, dass man alles richtig verstanden hat. Sie regen den Gesprächspartner zudem an, sich weitere Gedanken zu machen oder das eigene Thema zu strukturieren. Zudem bekunden Rückfragen das eigene Interesse. Dazu gehören auch Aussagen wie die folgenden, die zu einem Weitererzählen anregen: *Rückfragen und Interesse zeigen*

- „Möchtest du mehr darüber erzählen?"
- „Das hört sich an, als ob es wichtig für dich ist!"
- „Das war mir vorher nicht so klar. Darf ich noch etwas nachfragen?"

Türschließer setzen dem einiges entgegen. Möchte man ein Gespräch möglichst rasch und in Unfrieden beenden, probiert man die folgenden Punkte aus. *Gespräch beendet: Türschließer*

Man spricht nicht mit dem Jugendlichen, sondern hält eine Predigt an den Jugendlichen. Wenn Eltern beklagen, dass ihr Jugendlicher nicht genügend mit ihnen spricht, meinen sie manchmal in Wirklichkeit damit, dass ihr Jugendlicher ihnen nicht genügend zuhört. Für eine angemessene Kommunikation sind jedoch immer zwei notwendig. *Predigen*

Man setzt Dinge durch, ohne sie zu erklären. Jugendliche streben danach, eigene Entscheidungen zu treffen und Autonomie zu gewinnen. Sie haben zwar noch nicht die Lebenserfahrung von Erwachsenen, sie besitzen aber alle kognitiven Voraussetzungen dazu, auch wenn diese im Jugendalter aufgrund der Umbauprozesse im Gehirn manchmal eingeschränkt sind (▶ Kap. 1). Gespräche mit Jugendlichen lassen sich schnell beenden, indem man ihr Streben nach Selbstständigkeit missachtet und dieses nicht ernst nimmt. *Meinung missachten*

Statt konkrete Verhaltensweisen zu benennen, verliert man sich in Verallgemeinerungen wie beispielsweise „Immer bist du … ", „Nie kannst du … ", „Andauernd muss ich … " etc. Die Kritik greift kein konkretes Verhalten oder keine konkrete Situation auf, sondern wird auf die ganze Person verallgemeinert. *Verallgemeinerung*

Einige Jugendliche reagieren auf Ironie oder auch Zeichen der Überlegenheit (z. B. „Komm du erst einmal in mein Alter") sehr empfindlich. Es sind daher sehr effektive Türschließer in Gesprächssituationen. Dies kann sowohl die Abwertung einer Person als auch eines Problems betreffen. Die Äußerung „Wenn ich so kleine Probleme hätte, wäre ich geradezu froh!" ist z. B. gut, um ein Gespräch schnell zu beenden. Für pubertierende Jugendliche ist es möglicherweise gerade von extrem großer Bedeutung, ob auf ihrer Nase ein rot leuchtender Pickel sitzt oder nicht. Einige *Ironie und Abwertung*

Jugendliche bringen sogar die Erwartungshaltung in ein Gespräch mit hinein, dass sie gleich wieder kritisiert werden. In dieser Lebensphase, in der das Selbstwertgefühl mal oben, mal unten ist, kann selbst sachlich geübte Kritik vom Jugendlichen schnell als Angriff gewertet werden. Dies ist von vielen Erwachsenen nur schwer zu akzeptieren und hinzunehmen. Dennoch erleichtert das Wissen, dass solche Reaktionen und Verhaltensweisen seitens der Jugendlichen zu dieser Lebensphase dazugehören, selbst ruhig und gelassen zu bleiben.

### 4.2.4    Gesprächsanlässe

*Suche nach geeigneten Gelegenheiten für Gespräche mit Jugendlichen*

Es ist nicht immer leicht, einen guten Moment für ein Gespräch zu finden. Jugendliche verbringen zunehmend mehr Zeit mit ihren Freunden, in der Schule oder mit Hobbys, sodass schon allein die gemeinsam verbrachten Zeiträume abnehmen.

*Viele Gesprächsmomente*

Umso wichtiger ist es, dass Erwachsene nicht erwarten, das *eine* entscheidende Gespräch mit ihrem Kind zu führen. Mit Jugendlichen über ein bestimmtes Thema zu sprechen, bedeutet eine fortlaufende Kommunikation, die in vielen kleinen Stücken und Situationen stattfinden kann. Dennoch benötigen Gespräche einen Zeitrahmen, in dem man sie auch führen kann. Die meisten Jugendlichen sind nicht daran interessiert, andauernd oder auf Zuruf mit ihren Eltern über ihre innersten Probleme zu reden.

*Gespräche und Unterstützung anbieten, aber nicht aufdrängen*

Leider gibt es kein Licht, das anzeigt, wann ein Jugendlicher gerne erzählen oder befragt werden möchte, wann er lediglich ein Ohr oder dann doch einen Ratschlag haben möchte. Jugendliche Stimmungsschwankungen machen dies nicht unbedingt leichter. Die einfachste Art herauszufinden, ob Zuhören oder Hilfe erwünscht ist, ist einfach, es anzubieten. Dazu gehört aber auch, zu akzeptieren, wenn beides abgelehnt wird. Gerade Jugendliche haben schnell das Gefühl, ausgefragt zu werden. Oder sie sind sich selbst noch nicht im Klaren und müssen sich zunächst allein (oder mit einer guten Freundin/einem guten Freund) über die Sache Gedanken machen. Vielleicht ergibt sich später eine bessere Gelegenheit, wenn der Jugendliche von sich aus das Gespräch sucht.

> **Beispiel**
>
> Oftmals berichten Eltern, dass die Gelegenheiten für ernste Gespräche bei Jugendlichen weniger werden. Sie tauschen sich vermehrt mit ihren Freunden aus, die als weitere

Gesprächspartner hinzukommen. Als typische Gesprächs-
situation wird von vielen Eltern die Autofahrt benannt. Sie
zeichnet sich durch mehrere Besonderheiten aus: Das Auto
ist ein geschützter Raum, in dem man vor plötzlichen neuen
Zuhörern geschützt ist. Man guckt sich nicht in die Augen,
und dies ist etwas, was viele Jugendliche als sehr angenehm
empfinden. Sie müssen nicht auf ihre Mimik achten und
können sich leichter verstecken, wenn sie dies möchten. Das
Radio ermöglicht es, dass ein Gespräch „einschlafen" kann,
ohne das unangenehme Lücken auftreten. Jede Autofahrt hat
ein definiertes Ziel und damit ein Ende. Diese Eindeutigkeit
bezüglich des Gesprächsendes kommt vielen Jugendlichen
sehr entgegen.

### 4.2.5 Rückmeldungen geben

Nicht nur Kinder, sondern auch Jugendliche werden gerne gelobt.
Das Jugendalter ist die Phase der eigenen Selbstunsicherheit und
Identitätsfindung. Dementsprechend sind Jugendliche auf Rückmeldungen angewiesen. Sie suchen diese zunehmend bei ihrer gleichaltrigen Bezugsgruppe. Doch auch die Rückmeldung von Erwachsenen
spielt weiterhin eine bedeutende Rolle, selbst wenn Jugendliche sich
nicht mehr so offensichtlich darüber freuen, wie Kinder dies tun.

Eine lobende Rückmeldung sollten Jugendliche schon für ihre
Bemühungen erhalten und dann, wenn sie einen Schritt nach vorne
gemacht haben. Das heißt nicht, dass ihre Leistung hervorragend sein
muss. Hat sich ein Jugendlicher zunächst schwer damit getan, etwas
auszuprobieren, und traut sich nun doch, es zu versuchen, ist dies eine
positive Rückmeldung wert – unabhängig vom Erfolg des Versuchs.

*Bemühungen, Fortschritte und
konkretes Verhalten loben*

Tatsächlich kann ein falsches Lob sogar negative Auswirkungen
haben. Dweck (2006) untersuchte den Effekt von Loben und Kritik
auf Leistung. Dweck geht dabei – vereinfacht ausgedrückt – von zwei
Gruppen von Jugendlichen aus. Die Jugendlichen der ersten Gruppe
sind der Überzeugung, dass ihre kognitive Leistung sich verbessern
kann. Sind sie mit Misserfolgen konfrontiert, sehen sie sich nicht als
Versager, sondern als Lernende. Sie wünschen Rückmeldung über
ihren Lernprozess, um sich zu verbessern. Demgegenüber gehen die
Jugendlichen der zweiten Gruppe davon aus, dass Menschen entweder clever oder nicht clever sind; Fehler zu machen ist ihrer Ansicht
nach ein Beweis, dass man es nicht ist. Hauptziel dieser Jugendlichen ist es also, Fehler zu vermeiden, um sehr gute Arbeitsergebnisse
abzuliefern. Sie benötigen immer wieder die Rückmeldung, dass sie

*Falsches Lob*

gut sind. Man könnte dies auch als krankhaften Perfektionismus umschreiben – nach dem Muster: „Bloß keinen Fehler machen", „Bloß nicht verlieren". Gerade dieses Bestreben, keinen Fehler zu machen, ist ihr Hauptantrieb, während die erste Gruppe zufrieden ist, wenn sie etwas kann, was ihr vorher schwergefallen ist – wenn sie also etwas dazugelernt hat. Dweck konnte in Studien belegen, dass die Art und Weise, wie Kinder und Jugendliche gelobt werden, damit zusammenhängt, ob sie sich eher zu dem einen Pol oder zu dem anderen hin entwickeln. Ein entscheidender Faktor war dabei, dass Jugendliche positive Rückmeldungen für ihre Bemühungen, für Lernzuwächse und ihr konkretes Verhalten erhalten, statt für ihre Leistungen bzw. das Produkt, oder durch pauschale Aussagen wie: „Toll, wie klug du bist." Wie bei allen wissenschaftlichen Studien sind solche Ergebnisse beim Transfer in die Praxis immer mit etwas Zurückhaltung zu betrachten. Natürlich wollen Kinder oder Jugendliche auch mal ein konkretes Lob für ihre Leistungen erhalten. Die Frage ist eher, wo im Alltag der Schwerpunkt liegt!

*Keine pauschalen Aussagen*      Eine pauschale Aussage wie „Gib einfach dein Bestes!" kann jedoch von Jugendlichen mit einem hohen innerlichen Erfolgsdruck wiederum missverstanden werden. Hilfreicher wäre eine Rückmeldung, die deutlich macht, dass jemand wirklich hart arbeiten kann und dennoch nicht immer Erfolg ernten wird. Schon alleine aufgrund unterschiedlicher Begabungen können Ergebnisse in verschiedenen Bereichen recht unterschiedlich ausfallen. Wie aber lässt sich dies im Alltag umsetzen? Statt „Gib einfach dein Bestes!" ist vielleicht die nachfolgende Aussage angemessener: „Weniger wichtig ist die Note, sondern dass man lernt. Einige Dinge fallen einem leicht, und man muss weniger Arbeit reinstecken, das ist bei dir in Englisch der Fall. In anderen Fächern lernt man hart und bekommt vielleicht dennoch nicht die Note, die man gerne hätte. Es sind nicht allein die Noten, die zählen. Man kann mit sich zufrieden sein, wenn man es zumindest ernsthaft versucht, sich reinhängt und lernt."

*Pokerface beim Lob*      Anders als kleine Kinder, die in der Regel mit einem Strahlen auf ein Lob reagieren, sind Jugendliche bei positiven Rückmeldungen oft sehr viel zurückhaltender.

> **Beispiel**
>
> Gerade unterrichtet Herr Meyer Mathematik in einer fünften Klasse. Die meisten Kinder sitzen mit Körperspannung auf dem Stuhl, einige rutschen hin und her, sind mit ihren Händen beschäftigt oder tuscheln mit ihrem Nachbarn. Immer wieder versucht Herr Meyer, einen Spannungsbogen im Unterricht

aufzubauen, um die Aufmerksamkeit zu gewinnen. Er lobt einzelne Kinder oder auch die ganze Klasse für ihr Verhalten, ihre Lösungsansätze und vieles mehr. Wer ein Lob erhält, strahlt und bemüht sich danach noch mehr. Als es endlich klingelt, springen einige Schüler auf und flitzen nach draußen. Nach der Pause unterrichtet Herr Meyer wieder Mathe. Diesmal jedoch in einer neunten Klasse. Hier sitzen nur die wenigsten Schüler mit Körperspannung, viele hängen eher auf ihren Stühlen. Sie tuscheln auch, aber rutschen nicht mehr hin und her. Auch Herr Meyer passt sein Verhalten an: Er baut weniger Spannungsbögen auf, appelliert mehr an die Eigenverantwortung beim Lernen und bindet die Klasse stärker ein, Lernwege mitzubestimmen. Auch in dieser Klasse gibt Herr Meyer Rückmeldung, allerdings viel trockener, kürzer und präziser. Wird einer der Jugendlichen gelobt, zeichnet sich manchmal ein Anflug von Zufriedenheit ab, meist aber bleibt ein Pokerface zurück – bloß nicht als „Schleimer" vor den anderen Klassenkameraden dastehen …

Für manche Jugendliche ist es schwer, ein Lob anzunehmen, und dies auch zu zeigen. Sollte ein Jugendlicher auf ein Lob ablehnend reagieren, ist ihm das Lob möglicherweise unangenehm – vor allem im Beisein seiner Freunde. In diesen Fällen können die folgenden Tipps hilfreich sein.

*Kurzes Lob*

Manche Jugendliche können besser mit einem kurzen, prägnanten Lob umgehen. Dies kann ein knappes „Gut", „So ist es richtig" oder „Ja, klasse" sein. Das Lob ist also weniger euphorisch als bei einem jüngeren Kind. Auch ein nonverbales Lob – also ein Zeichen wie z. B. der ausgestreckte Daumen – ist denkbar.

*Ausgewählter loben*

Bei einigen Jugendlichen kann man etwas zurückhaltender mit Lob sein als bei Kindern. Das bedeutet nicht, dass man Jugendliche nicht auch regelmäßig loben sollte, sondern dass man ausgewählter lobt. Es sind dabei jene Verhaltensweisen oder Leistungen bei einem Jugendlichen zu loben, die auch wirklich ein Lob wert sind.

**Beispiel**

Stellen Sie sich bitte vor, wie Sie mit Ihrem Partner in die Stadt fahren. Sie selbst sitzen am Steuer Ihres Wagens und parken das Auto schließlich direkt vor dem Geschäft, in dem Sie noch einige Besorgungen erledigen wollen. Begeistert steigt

**4**

Fortsetzung

Ihr Partner aus und ruft Ihnen entgegen: „Schatz, das war zauberhaft! Du hast, wie man das in der Fahrschule gelernt hat, in den Rückspiegel geschaut, geblinkt, über die Schulter geblickt, und dann erst bist du auf den Parkplatz abgebogen. Dann bist du ganz langsam – es könnten ja zwischen den Autos plötzlich Fußgänger auftauchen – über den Parkplatz gefahren und hast den Wagen RÜCKWÄRTS eingeparkt! Das war toll. Wirklich toll!"

Wenn Ihnen diese Situation mit Ihrem Partner passieren würde, würden Sie wahrscheinlich entweder an seinem Verstand zweifeln oder verärgert sein, dass er Sie für so eine Selbstverständlichkeit derart überschwänglich lobt.

*Authentisch Loben*

Bei Jugendlichen ist es besonders wichtig, dass das Lob authentisch ist. Das bedeutet, dass der Jugendliche dabei das Gefühl haben sollte, dass das Lob wirklich ernst gemeint ist. Nur dann wird er dieses positiv wahrnehmen. Ansonsten kann das Lob sogar einen gegenteiligen Effekt haben und beispielsweise als Ironie aufgefasst werden.

*Ohne Pause*

Besonders in Anwesenheit von Freunden ist ein elterliches Lob für manche Jugendliche sehr unangenehm. Loben Eltern ihr Kind und schauen es danach erwartungsvoll an (weil sie wissen wollen, wie es darauf reagiert), so entsteht häufig eine Pause. Um sich vor den Freunden nicht zu blamieren, fühlen sich manche Jugendliche in dieser Pause dazu gedrängt, das Lob ihrer Eltern abzuwerten (sie ziehen z. B. genervt die Augenbrauen hoch). In solchen Fällen sollte eher ein sehr knappes, kurzes Lob gegeben werden. Um keine Pause entstehen zu lassen, macht man unmittelbar danach einfach weiter wie zuvor.

**Beispiele**

**Lang und mit Pause:** Als die anderen Familienmitglieder zur Tür hineinkommen, ist Frederike gerade mit dem Tischdecken fertig. „Frederike hat heute ganz toll den Tisch gedeckt!", sagt ihre Mutter und schaut sie dabei an. Auch die anderen Familienmitglieder schauen auf Frederike und ihr Vater nickt ihr lächelnd zu. Als Frederike merkt, dass alle sie nach dem Lob anschauen, entgegnet sie genervt: „Mama, was soll das denn jetzt?"

**Kurz und ohne Pause:** Als die anderen Familienmitglieder zur Tür hineinkommen, ist Frederike gerade mit dem Tischdecken fertig. „Klasse Frederike. Ich habe heute Nudelauflauf gemacht.

Ich hoffe, ihr habt Appetit aus der Schule mitgebracht." In dieser Situation wird die Aufmerksamkeit nicht auf Frederike gelenkt. Sie fühlt sich daher auch nicht genötigt, das Lob ihrer Mutter abzuwerten.

Diese Tipps sollten nur angewandt werden, wenn einem Jugendlichen das Akzeptieren eines elterlichen Lobes schwerfällt. Manchmal müssen sich Jugendliche erst an ein regelmäßiges Lob gewöhnen. Dies ist oft in Familien der Fall, in denen ein Lob bisher lediglich sehr sporadisch ausgeteilt wurde. Hatte ein Jugendlicher dagegen bisher keine Schwierigkeiten, das Lob anzunehmen, lobt man wie gehabt.

### 4.2.6 Modell sein

**Beispiel**

Theo (7. Klasse) beschreibt sich selbst als Perfektionisten. Die schulischen Leistungen müssen perfekt sein, damit er mit ihnen zufrieden ist. Eine Klassenarbeit, die mit einer drei bewertet wird, empfindet er als Katastrophe. Dabei setzt er sich zunehmend unter Leistungsdruck. Vor Klassenarbeiten liegt er abends oft im Bett wach und hängt seinen Grübeleien nach, die sich immer wieder im Kreis drehen. Selbst Vokabeltests zur Probe werden für ihn zum puren Stress.

Auf Jugendliche wie Theo treffen wir in unserer Beratungsarbeit immer wieder. Sie folgen zum Teil dem weiter oben beschriebenen Muster: „Bloß keinen Fehler machen." Zwar beschreiben die meisten von ihnen, dass sie von ihren Eltern viel für Leistung gelobt werden; viele Jugendliche berichten jedoch auch, dass ihre Eltern ihnen eigentlich keinen besonderen Druck machen, oder sie erleben die Eltern sogar als sehr unterstützend. Dies ist verstärkt bei solchen Jugendlichen der Fall, deren Leistungen eher zu wünschen übrig lassen. Allerdings wird in den Beschreibungen der Betroffenen auch immer wieder deutlich, dass Leistung durchaus ein Thema in der Familie ist. Oftmals findet man mindestens einen Elternteil, der sich durch einen hohen Leistungsanspruch an die eigene Person auszeichnet, auch wenn er es nicht von seinen Kindern explizit einfordert. Dennoch orientieren sich die Jugendlichen an dem Modell, sodass die Leistungsorientierung eher implizit weitergetragen wird.

*Elterliche Modelle und die Wirkung auf Jugendliche*

Aber auch in weniger extremen Formen fungieren Eltern als Modelle für ihre Kinder. Wie man mit seinem eigenen Stress umgeht, hängt also deutlich damit zusammen, wie Jugendliche eigene potenzielle Stresssituationen wahrnehmen, diese bewerten und bewältigen.

## 4.3    Elternstress durch die Großbaustelle Jugendalter

*Erhöhter Elternstress beim Eintritt in die Pubertät*

Viele Eltern neigen dazu, das Verhalten ihres jugendlichen Nachwuchses kritisch zu beäugen. Sei es der Kleidungsstil, der Musikgeschmack, die Essensgewohnheiten, Alkoholkonsum oder die Freunde – es gibt viele Gründe für Kritik. Man kann sich über all dies aufregen und damit den Elternstress in die Höhe treiben. Eine Studie von Small, Eastman und Cornelius (1988) zeigt dementsprechend, dass der erlebte Elternstress vor allem beim Eintritt in die Pubertät erhöht zu sein scheint – wenn man ihn mit dem Stress von Eltern mit Kindern vor der Pubertät oder im mittleren Jugendalter vergleicht. Der Stress – so die Ergebnisse der Studie – unterscheidet sich übrigens nicht bedeutsam zwischen Müttern und Vätern. Allerdings zeigt sich eine Differenz zwischen den Ursachen für das elterliche Stresserleben: Väter waren gestresster, wenn sich Jugendliche nicht an ihre aufgestellten Regeln und Anweisungen hielten. Mütter dagegen gaben höhere Stresswerte an, wenn ihre Kinder höhere Autonomiebestrebungen zeigten. Die Studie zeigt aber auch, dass die Stresswerte der Eltern von Jugendlichen nicht unbedingt ins Unermessliche ansteigen, sondern dass sich hier ein moderater Effekt einstellt. Ob Eltern sich von den Folgen des Baubetriebs ihres Kindes besonders stressen lassen oder nicht, hängt letztlich von einer Reihe unterschiedlicher Faktoren ab. Zudem lässt sich auch nicht abstreiten, dass jede Lebensphase des eigenen Kindes Herausforderungen an die Eltern mit sich bringt – nur eben immer wieder neue.

### 4.3.1    Stress mit Jugendlichen einordnen und relativieren

*Jugendliche müssen sich verändern, und Eltern sollten es akzeptieren*

Von Mark Twain stammt die folgende Aussage: „Meine Mutter hatte einen Haufen Ärger mit mir, aber ich glaube, sie hat es genossen." Die Aufgabe von gesunden Jugendlichen ist es, temperamentvoll, gefühlsschwankend, geheimnisvoll und hartnäckig zu sein. Sie verlangen nach mehr Autonomie, mehr Privatsphäre, investieren mehr in Freundschaften, probieren sich aus und bereiten sich vor, das

Elternhaus irgendwann zu verlassen. Dies ist ihr Job in diesem Entwicklungsstadium. Probieren Sie doch einmal das folgende Gedankenexperiment aus.

**Gedankenexperiment**

Ihr jugendliches Kind verehrt Sie weiterhin als Elternteil, das immens viel kann und (fast) alles weiß. Es erzählt Ihnen von seinem Erlebten, seinen Gedanken und seinen Gefühlen, wie es das in der Grundschule gemacht hat (gerade bei vielen Jungen war dies bereits in Grundschulzeiten reichlich wenig!). Es genießt weiterhin Ihr Essen, lässt sich von Ihnen bei den Hausaufgaben helfen und sich von Ihnen durch die Stadt kutschieren. Dieser Zustand bleibt Ihnen erhalten, die Zeit nimmt seinen Lauf. Mit 38 Jahren wohnt Ihr Kind immer noch bei Ihnen zu Hause, hat bisher und absehbar keine Freundin – aber eine Mutter. Es lässt sich zu Hause bekochen, es lässt seine Wäsche waschen und lässt sich samstags sein Taschengeld auszahlen …

## 4.3.2 Veränderung braucht Ressourcen

In der Beratung stellen wir immer wieder fest, dass eine Veränderung von eingefahrenen Verhaltensmustern nur dann gelingt, wenn man auch die Kapazität dazu hat. Diese Erfahrung machen Millionen von Menschen bei ihren Neujahrsvorsätzen: Schafft man es möglicherweise noch am Jahresanfang, auf den vermehrten Schokoladenkonsum zu verzichten, wird dieser Vorsatz während einer Stressphase dann doch wieder fallen gelassen. In stressigen Phasen reagiert der Körper mit etwas eigentlich sehr Sinnvollem: Er fällt zurück in automatische Handlungsmuster, die wenig Ressourcen beanspruchen, da sie nun einmal bereits automatisiert sind. Dies bedeutet aber gleichzeitig, dass Neues und Veränderung also besonders dann gut gelingen, wenn man sich vorher Ressourcen geschaffen hat: z. B. Zeit, Ausgleich oder auch partnerschaftliche Unterstützung.

*Eltern sollten auch an sich selbst denken*

## 4.3.3 Atemmaske im Flug durchs tägliche Leben

Im Flugzeug werden Erwachsene aufgefordert, im Falle einer Notsituation zuerst die herunterfallenden Atemmasken aufzusetzen und sich erst anschließend um die Kinder zu kümmern. Gestresste Jugendliche angemessen zu begleiten, verlangt nach eigener Ruhe und Gelassenheit. Eltern pubertierender Kinder tun daher gut

*Eltern sollten Ressourcen aktivieren*

daran, in ihrem alltäglichen Flug durchs Leben gut für sich zu sorgen und die Maske aufzusetzen. Entspannungsmethoden, gesunde Ernährung, regelmäßige Bewegung, positive Gedanken usw. sind nicht an bestimmte Altersgrenzen gebunden. Daher sind viele der in ▶ Kap. 5 angeführten Strategien auch für Eltern hilfreich. Frei nach dem Motto „Nichts ist entspannter als das anzunehmen, was kommt" (Dalai Lama) gilt es, Gelassenheit im Alltag zu üben. Dabei hilft auch, sich mit anderen Dingen zu beschäftigen und dabei Beruf und Familie in einen angemessenen Abstand zueinander zu bringen.

> **Beispiel**
>
> Frau M. weiß nicht mehr, wie sie allem gerecht werden soll. Sie hat zur Zeit das Gefühl, dass jeder etwas von ihr möchte und sie keinen ihrer Lebensbereiche so richtig im Griff hat. Dazu kommen noch die Kämpfe mit ihrem pubertierenden Sohn. Sie geht oft mit einer großen Unzufriedenheit aus diesen alltäglichen Begegnungen und dem Gefühl, nicht ruhig genug reagiert zu haben. An vielen Tagen fühlt sie sich zu erschöpft, um noch einem Hobby nachzugehen.

*Hobbys – auch für Erwachsene*

Gestresste Erwachsene neigen dazu, aus Zeitgründen ihre Hobbys zu streichen. Dabei hat ein Hobby eine sehr stressreduzierende Wirkung. Das Gehirn wird in einer ganz anderen Weise aktiviert als in den alltäglichen Situationen. Ein Hobby eröffnet darüber hinaus die Möglichkeit, neue Bekanntschaften zu machen und sich auszutauschen. Diese positiven Kontakte, gemeinsames Lachen und Ähnliches produzieren Hormone, die wiederum zu Entspannung führen.

> **Beispiel**
>
> Herr K. kommt mit einem roten Kopf von der Arbeit. Heute hatte er eine hitzige Diskussion mit einem Kollegen – mal wieder. An so mancher Stelle des Gesprächs fühlte er sich sprachlos und hilflos ausgeliefert. Auf dem Nachhauseweg hält er an einem Waldstück an. Während er spazieren geht, kreisen seine Gedanken um das Gespräch. Allmählich beginnt er sich zu beruhigen. Plötzlich fällt ihm ein, was er seinem Kollegen hätte erwidern können. In Gedanken schreibt er die erlebte Situation um, stellt sich seine veränderten Argumente und Erwiderungen vor und erlebt, wie er seinem Kollegen Kontra bietet und dabei dennoch ruhig und überlegen bleibt.

Was ist in dem Beispiel mit Herrn K. passiert? In dem Konflikt mit seinem Kollegen ist sein Stresssystem angesprungen, sodass Reaktionen in Richtung auf Kampf, Flucht oder Erstarrung wahrscheinlicher werden. Das rationale Denksystem wird in den Hintergrund gedrängt, die Emotionen übernehmen die Führung. Herr K. bekommt einen Tunnelblick. Beim Spazierengehen atmet Herr K. frische Luft ein. Auch kühle Luft kann dabei guttun. Nicht umsonst heißt es: „Einen kühlen Kopf bewahren." Durch die Bewegung baut sich die in der Stressreaktion freigesetzte Energie ab. Der Körper fährt sich in den Normalzustand zurück, und das rationale Denksystem bekommt wieder mehr Kontrolle. Die Folge ist, dass auch der Tunnelblick verloren geht und Herr K. besser überlegen kann, welche Reaktionen angemessener gewesen wären.

*Bewegung und frische Luft*

Auch wöchentliche Rituale und kleine Besonderheiten im Alltag wirken gegen Stress. Sie helfen, aus dem Alltag herauszutreten und Distanz zu gewinnen.

*Positive Rituale*

> **Beispiel**
>
> Frau F. kommt am Freitagabend hungrig von der Arbeit nach Hause. Doch statt eines Gerichtes findet sie lediglich einen Zettel an der Küchentür: „Küche heute geschlossen, aber die von Pepe nicht … " Im nächsten Moment öffnet sich die Haustür – und Herr F. steht mit vier Pizzakartons im Eingangsflur. „Im Kühlschrank steht Sekt für uns beide, die Kinder kommen auch gleich", begrüßt er seine Frau mit einem verschmitzten Lächeln. So ist bei Familie F. der regelmäßig stattfindende „Sektfreitag" eingeführt worden.

Schließlich erleben es viele Eltern als hilfreich, sich mit anderen Eltern von Jugendlichen auszutauschen. Gedanken lassen sich auf diese Weise noch einmal ordnen und strukturieren, man erhält ergänzende Informationen oder alternative Sichtweisen. Vor allem aber wird die Erfahrung, dass auch andere Eltern ähnliche Sorgen und Probleme haben, häufig als Entlastung erlebt.

*Austausch mit anderen Eltern*

# Wege zur Organisation der Großbaustelle Jugendalter

© Springer-Verlag GmbH Deutschland 2017
A. Lohaus, M. Fridrici, H. Domsch, *Jugendliche im Stress*,
DOI 10.1007/978-3-662-52861-7_5

## 5.1    Stress auf Baustellen: Wie es dazu kommt

*Ursachen von Stress: viele Möglichkeiten*

Wie kann es zu Stress auf Baustellen kommen? Es kann beispielsweise sein, dass anliegende Probleme nicht rechtzeitig erkannt werden. Oder dass Probleme nicht richtig eingeordnet werden, also dass wichtige Probleme nicht von weniger wichtigen unterschieden werden. Es ist aber auch möglich, dass unangemessene Problemlösungen verfolgt werden oder dass die Schritte zur Problemlösung nicht richtig koordiniert werden. Baustellenchaos kann die Folge sein. Es ist daher sinnvoll, sich klarzumachen, wie das Stressgeschehen im Jugendalter funktioniert.

*Wichtig bei der Stressentstehung: die Bewertung einer Situation*

Um dies zu verstehen, kann man sich eine typische Stresssituation vorstellen: Der Lehrer kündigt eine Mathematikklausur für den kommenden Tag an. Ob es zu einem Erleben von Stress kommt, hängt nun vor allem davon ab, wie diese Situation bewertet wird. Ein guter Schüler wird die Klausur möglicherweise als eine Gelegenheit sehen, seine Fähigkeiten unter Beweis zu stellen. Er fühlt sich eher herausgefordert als gestresst, wenngleich eine gewisse Anspannung durchaus die Folge sein kann. Ein Schüler, der bisher überwiegend schlechte Erfahrungen mit Mathematikklausuren gemacht hat, fühlt sich dagegen möglicherweise geradezu bedroht und bekommt Ängste bis hin zur Panik. Der erlebte Stress wird in diesem Fall sehr viel höher sein. Ein dritter Schüler wiederum, der bereits weiß, dass er sich am kommenden Tag krank melden wird, ist vielleicht überhaupt nicht gestresst. Man kann also sagen, dass das Ausmaß des erlebten Stresses davon abhängig ist, wie die Situation bewertet wird. Ein wichtiger Faktor bei der Stressentstehung ist deshalb die individuelle Bewertung der Problemsituation. Je negativer eine Situation wahrgenommen und bewertet wird, desto größer dürfte in der Regel das stressauslösende Potenzial sein.

*Ebenfalls bedeutend: die Bewertung der eigenen Bewältigungsressourcen*

Wie stark der erlebte Stress ist, hängt jedoch nicht nur von der Bewertung der Ausgangssituation ab, sondern auch von der Bewertung der verfügbaren Bewältigungsmöglichkeiten. Wenn man mit einem stressauslösenden Ereignis (wie der Mathematikklausur) konfrontiert ist, stellt sich die Frage, welche Möglichkeiten man hat, das Ereignis zu bewältigen. Eine ideale Strategie könnte beispielsweise darin bestehen, den verbleibenden Tag zu nutzen, um sich optimal auf die Klausur vorzubereiten. Man könnte auch unangenehme Gedanken an die bevorstehende Klausur verdrängen und den Tag damit verbringen, sich abzulenken (z. B. durch Videospiele). Es ist dann allerdings fraglich, ob dies zu positiven Klausurergebnissen führt. Eine weitere Möglichkeit kann darin bestehen, sich krank zu melden. Auch dies könnte als ein problemausweichendes Bewältigungsverhalten interpretiert werden. Es hat aber den Vorteil, dass man dadurch die Gelegenheit erhält, verpassten Stoff noch aufzuholen, um gegebenenfalls bei der Nachschreibklausur zu glänzen. Diese Strategie wäre vor allem dann hilfreich, wenn man erkennt, dass der noch verfügbare Vorbereitungstag nicht ausreichen würde, um die eigenen Lernlücken zu schließen. Ob es nun zu Stress kommt oder nicht, hängt also sowohl von der Bewertung der Ausgangssituation ab als auch von der Bewertung der eigenen Bewältigungsmöglichkeiten, die in dieser Situation zur Verfügung stehen.

Stress entsteht demnach am ehesten dann, wenn eine Situation oder ein Problem als stressend empfunden und zugleich keine Möglichkeit zur Bewältigung erkannt wird. Daraus ergeben sich zwei wichtige Ansatzpunkte bei der Stressbewältigung: Zum einen kann es hilfreich sein, die Bewertung der Situation zu verändern, indem man den Blick für die positiven Seiten schärft – statt nur die negativen (und vielleicht als bedrohlich wahrgenommenen) Aspekte einer Sache zu beachten. Zum anderen ist es sinnvoll, die eigenen Stressbewältigungsstrategien zu verbessern. Das Ziel sollte sein, hilfreiche und situationsangemessene Bewältigungsstrategien auszuwählen und anzuwenden. Wenn es schließlich gelingt, die Situationsbewertung in eine positivere Richtung zu verändern und effektive Strategien zu nutzen, sind wichtige Schritte zur Stressbewältigung getan. Darauf soll im Folgenden vorrangig fokussiert werden. Bevor jedoch auf psychologische Strategien und Methoden eingegangen wird, sollen zunächst die physiologischen Grundlagen der Stressbewältigung berücksichtigt werden. Oder um bei der Metapher der Baustelle zu bleiben: Ein stabiler Bau braucht tragfähige Fundamente.

*Ansatzpunkte für die Stressbewältigung*

## 5.2 Fundament Ernährung

Die vielfältigen Umbaumaßnahmen während der Pubertät erfordern Energie, und daher ist es besonders im Jugendalter von Bedeutung, auf eine ausreichende und möglichst auch gesunde Ernährung zu achten. Nicht selten ist gerade dies ein Auslöser für Konflikte mit den Eltern: Schließlich gehört zu einer zunehmenden Selbstständigkeit auch eine höhere Autonomie bei der Entscheidung, was man isst oder wie häufig man beispielsweise Junkfood von seinem eigenen Taschengeld kauft.

*Die Ernährung im Jugendalter als Konfliktquelle*

Die Qualität der Nahrung bestimmt mit, wie gut die Anforderungen des Tages bewältigt werden können. Wie gegessen wird und was gegessen wird, beeinflusst auf verschiedenen Wegen auch das Stressempfinden. Eine gesunde, ausgeglichene Ernährung stärkt den Körper und führt zu einem besseren Wohlbefinden. Zu den Nahrungsbestandteilen, die das Stressempfinden erhöhen, gehört beispielsweise Koffein, welches im Jugendalter zunehmend häufig konsumiert wird.

*Die Bedeutung einer gesunden Ernährung*

### 5.2.1  Koffein

*Die stimulierende Wirkung von Koffein*

Koffein kommt in der Natur als Purin-Alkaloid vor. Einige Pflanzen benutzen dieses Nervengift, um Fressfeinde und Parasiten abzuwehren. Als natürliches Pestizid stört es das Nervensystem von Insekten. Bekanntlich kommt es in Kaffee- und Teesträuchern, aber auch im Kakao- und Kolabaum vor. Es ist damit in Lebensmitteln wie Kaffee, Tee, Cola und selbst in Schokolade enthalten.

*Die Wirkung von Koffein im Gehirn*

Was passiert aber genau, wenn man beispielsweise einen Becher Kaffee (etwa 125 Milligramm Koffein) trinkt? Koffein ähnelt in seiner chemischen Struktur einem Stoff, der im Körper hergestellt wird: Adenosin. Adenosin ist einer von vielen Botenstoffen im Gehirn. Je mehr davon im Gehirn aktiv ist, desto müder wird man. Koffein dagegen macht wacher. Das kommt daher, dass Koffein sich einfach an die Schaltstellen im Gehirn setzt, die normalerweise das Adenosin besetzt. Adenosin kann also dort nicht mehr wirken, seine ermüdende und entspannende Wirkung wird verhindert. Stattdessen wird man zunächst wacher und kann sich besser konzentrieren. Wenn man aber oft und viel Kaffee trinkt, merkt der Körper irgendwann, dass zu wenig Adenosin wirksam ist. Er stellt sich darauf ein und produziert mehr Adenosin, um den Mangel auszugleichen. Verzichtet man dann zwischendurch mal auf eine Tasse Kaffee, stellt sich schnell eine Müdigkeit ein, da übermäßig viel Adenosin vorhanden ist und sich dieses nun ungestört an die entsprechenden Schaltstellen im Gehirn setzt.

*Koffein wirkt nicht bei allen Menschen gleich*

Personen unterscheiden sich darin, wie gut ihr Körper das Koffein wieder abbauen kann. Personen, bei denen das länger dauert, spüren die stimulierende Wirkung oft bis in den Abend hinein. Sie leiden unter Einschlafproblemen, weil das Koffein noch immer die einschläfernde Wirkung von Adenosin blockiert. Schlafprobleme wiederum führen dazu, dass man morgens unausgeschlafen ist und schneller zu koffeinhaltigen Getränken greift. Somit kommt es zu einem Teufelskreis. Vor allem aber reagieren manche Personen auf Koffein mit erhöhter Unruhe, was das eigene Stresserleben noch verstärken kann. Schließlich wirkt Koffein stimulierend und erhöht die Aktivität des autonomen Nervensystems. Gerade ängstliche Personen sollten daher koffeinhaltige Lebensmittel meiden.

### 5.2.2  Zucker

*Der Zusammenhang zwischen Stress und dem Konsum von Zucker*

Ein weiterer Nahrungsbestandteil, der bei Stress eine Rolle spielt, ist Zucker. Bei Stress läuft der Körper auf Hochtouren. Häufig kommt es in solchen Stressphasen zu einem besonderen Heißhunger auf

Süßes. Der Grund dafür ist eine Kette von körperlichen Reaktionen. Dauerstress führt zunächst zu einer Anreicherung von Cortisol, einem Stresshormon. Cortisol wiederum veranlasst die Ausschüttung von Insulin. Insulin transportiert Blutzucker (Glukose) aus dem Blut in die Zellen. So kann der Körper durch den Zucker einen neuen Energieschub bekommen. Ist viel Insulin, aber wenig Zucker im Blut vorhanden, kommt es zu einem Hungergefühl, das nicht selten durch Süßigkeiten gestillt wird, da die Zufuhr von Zucker den Hunger beseitigt. In Süßigkeiten verpackt, hält dieser Effekt jedoch nicht lange an. Der Zucker aus Süßigkeiten wird im Körper besonders schnell abgebaut, sodass es bald darauf wieder zu einem Einbruch im Zuckerhaushalt kommt. Nahrungsmittel, z. B. Obst, in denen ebenfalls Zucker (Traubenzucker) enthalten ist, halten dagegen länger vor, da ihr Abbau im Körper langsamer erfolgt. Zwischenmahlzeiten können aber auch aus Brot (Grau- oder Vollkornbrot) oder Ähnlichem bestehen, um dadurch den notwendigen Bedarf an Kohlenhydraten aufzufrischen. Diese werden im Körper nämlich ebenfalls zu Glukose umgebaut.

Eine Unterzuckerung kann das Stresserleben erhöhen und häufig mit einer negativen Stimmung einhergehen. Als Ergebnis kommt es nicht selten zu Gereiztheit und erhöhter Aggressivität, wodurch wiederum die sozialen Interaktionen beeinträchtigt werden. Im Jugendalter sind diese Effekte besonders ungünstig, weil Jugendliche oft noch Schwierigkeiten haben, ihre Emotionen angemessen zu regulieren. Wenn dann noch eine Stimmungsverschlechterung durch Unterzuckerung hinzukommt, steigt die Wahrscheinlichkeit für Eskalationen (Gereiztheit, Wutausbrüche, Streitigkeiten etc.). Der Stresspegel nimmt in der Folge weiter zu, der Energiebedarf wird somit sogar noch erhöht. Auf diese Weise kann man sich in seinen Ärger und seine schlechte Stimmung regelrecht hineinsteigern. Die Ursache dafür ist wiederum das oben bereits erwähnte Stresshormon Cortisol mit seiner Wirkung auf den Blutzuckerspiegel: Es sorgt dafür, dass Insulin freigesetzt und Blutzucker in die Köperzellen transportiert wird. Ist jedoch viel Insulin vorhanden, aber wenig Blutzucker, kann der durch den erlebten Stress verursachte zusätzliche Energiebedarf nicht mehr gedeckt werden. Die Energiebilanz wird zunehmend schlechter und schlägt sich in einer negativen Stimmung nieder. Es ist also wichtig, auf eine regelmäßige ausgewogene Ernährung zu achten, um einerseits dem Körper die für das Wachstum notwendigen Ernährungsbestandteile zu liefern und um andererseits Unterzuckerungszustände zu vermeiden, die zu negativen Wirkungen auf die sozialen Interaktionen und zum Leistungsabbau führen können. So schmeckt beispielsweise Obst nicht nur erfrischend, es kann auch bei Stress helfen. Bananen sind reich am

*Unterzuckerung kann zum Stresserleben beitragen*

Elektrolyt Kalium, das nicht nur für die Funktion der Muskeln gut ist, sondern auch bei Stress hilfreiche Wirkungen zeigt. Es sorgt für eine gute Sauerstoffversorgung des Gehirns und normalisiert den Herzschlag. Zudem enthält Obst Traubenzucker, der über längere Zeiträume Energie liefert. Die Daumenregel besagt: Fünf Portionen Obst oder Gemüse täglich (z. B. Obst in die Cornflakes, ein Apfel am Morgen, Gemüse zum Mittagessen, eine Banane am Nachmittag und Tomaten zum Abendbrot).

*Erhöhter Energiebedarf bei Stress*

Da bei Stress mehr Energie benötigt wird, ist häufig eine erhöhte Nahrungszufuhr notwendig. Dies kann dazu führen, dass gerade in Stresszeiten zu viel gegessen wird, da häufig – weil man wenig Zeit hat – nebenbei und zu schnell gegessen wird. Dadurch tritt das Sättigungsgefühl verzögert ein, und es wird mehr Nahrung als notwendig aufgenommen. So lässt sich auch erklären, dass viele Menschen mit chronischem Stress zu einer Gewichtszunahme neigen (Greeno, Wing, Matthews u. Vitaliano, 1998). Auf der anderen Seite gibt es aber auch Menschen, die gerade in stressreichen Phasen weniger essen als sonst – was zum umgekehrten Effekt einer Gewichtsabnahme führen kann. Wie sich Stress auf den Appetit auswirkt, scheint u.a. durch frühkindliche Lernerfahrungen beeinflusst zu sein. Beispielsweise könnte die Erfahrung, dass negative Emotionen (wie Weinen im Säuglingsalter) häufig mit Nahrungszufuhr gekoppelt wurden, dazu führen, dass auch später im Leben verstärkt Nahrung eingesetzt wird, um mit Stresssituationen (und damit verbundenen negativen Emotionen) klarzukommen.

### 5.2.3 Flüssigkeit

*Die Bedeutung der Flüssigkeitszufuhr*

Zu einer ausgewogenen und regelmäßigen Ernährung gehört auch die Flüssigkeitszufuhr. Ein Flüssigkeitsmangel kann zu Einbußen hinsichtlich der körperlichen und geistigen Leistungsfähigkeit führen. Dabei ist zu bedenken, dass gerade Stress aufgrund des damit verbundenen erhöhten Energieumsatzes die Neigung zum Schwitzen erhöht, sodass auch dieser zusätzliche Wasserverlust wieder ausgeglichen werden muss. Wie wichtig die Flüssigkeitszufuhr ist, ließ sich beispielsweise in einer Studie in Großbritannien zeigen: Im Rahmen der Studie wurden in einigen Schulen Wasserspender aufgestellt, in anderen nicht. Allein durch diese Maßnahme ließ sich ein deutlicher Rückgang der Kopfschmerzen erzielen, die von den Schülerinnen und Schülern berichtet wurden. Dieses Ergebnis belegt eindrucksvoll, wie wichtig es ist, sich um die Ernährung als Fundament effektiver Stressbewältigung zu kümmern, bevor therapeutische Maßnahmen zur Behandlung von Symptomen zum Einsatz gelangen.

## 5.3    Fundament Schlaf

Genauso grundlegend wie Essen oder Trinken ist ein ausreichender Schlaf. Auch dieses grundlegende Bedürfnis steht in einem direkten Zusammenhang mit dem Stresserleben.

*Nicht nur Ernährung, auch Schlaf ist wichtig zur Stressregulation*

### 5.3.1    Der normale Schlafzyklus

Um die Wirkung des Schlafes besser zu verstehen, muss man wissen, dass der Schlaf jede Nacht in bestimmten Phasen abläuft. Es gibt dabei einen Zyklus, der sich mehrmals pro Nacht wiederholt. Jeder dieser sich wiederholenden Zyklen hat zwei Phasen: Die Non-REM-Phase und die REM-Phase. Diese beiden Phasen sind sehr leicht an den Augenbewegungen zu unterscheiden: In der einen Phase bewegen sich die Augen schnell hin und her, was häufig mit Traumepisoden einhergeht (REM; „rapid eye movement"), in der anderen Phase bewegen sie sich dagegen nicht (Non-REM; „non rapid eye movement"). Die Non-REM Phase lässt sich in weitere Phasen unterteilen. Die erste Stufe stellt den Übergang vom Wachzustand zum Schlaf dar. Die Gehirnwellen werden langsamer, und die Muskelaktivität nimmt allmählich ab. In der nächsten Stufe stoppen die Augenbewegungen, die Herzfrequenz nimmt ab, und die Körpertemperatur fällt. Eine niedrige Körpertemperatur erleichtert das Einschlafen. In der dritten Stufe sinkt der Blutdruck, und die Atmung verlangsamt sich. Die vierte Stufe zeichnet sich durch tiefen Schlaf aus. Die Gehirnwellen sind nun besonders langsam. Einen Schlafenden aufzuwecken, der gerade in dieser Stufe verweilt, ist besonders schwierig. Während der Stufen drei und vier werden die wichtigen Wachstumshormone ausgeschüttet, und der Körper tankt Energie. In der REM-Phase wird die Atmung wieder unregelmäßiger, schneller und flacher, die Augen bewegen sich schneller. Ein solcher Schlafzyklus mit Wechsel zwischen Non-REM- und REM-Phasen dauert etwa 90 bis 110 Minuten und findet ungefähr vier- bis sechsmal pro Nacht statt. Zum frühen Morgen nimmt die Dauer der Non-REM-Phasen ab, während die Dauer der REM-Phasen zunimmt (und damit auch die Dauer der Traumepisoden).

*Phasen beim normalen Schlaf*

### 5.3.2    Schlafdefizite

Normalerweise ist die Konzentration an Stresshormonen während des Schlafes besonders niedrig, und es kommt dadurch zu einer körperlichen und psychischen Erholung. Erst in den frühen

*Stress beeinflusst den Schlaf*

Morgenstunden erhöht sich die Konzentration an Stresshormonen rapide, um den Körper auf das Aufwachen vorzubereiten. Dauerstress greift in diesen natürlichen Zyklus negativ ein und verhindert einen tiefen Schlaf, sodass dieser weniger erholsam wirkt. Es ist daher nicht verwunderlich, dass das Erleben von Stress häufig mit Schlafproblemen verbunden ist. Nach einer Studie von Roberts, Roberts und Chen (2002) berichten 17% der befragten Jugendlichen im Alter von 11 bis 17 Jahren über einen als nicht erholsam erlebten Schlaf. Darüber hinaus berichten 6% der Jugendlichen über Einschlafprobleme und 7% über Tagesmüdigkeit (vermutlich aufgrund von Schlafmangel). Nach Mindell und Owens (2003) gehören Schlafprobleme zu den häufigsten Beschwerdebildern, wegen derer Jugendliche die Praxis eines Kinderarztes aufsuchen.

*Negative Wirkungen von Schlafmangel*

Wie oft wird wohl allein in Deutschland jeden Tag die folgende Frage an schlecht gelaunte und leicht reizbare Personen gestellt: „Hast du schlecht geschlafen?" Wenig Schlaf hat direkten Einfluss auf die Regulation der eigenen Emotionen und Stimmungen, die ohnehin im Jugendalter problematisch und beeinträchtigt sein können (Dahl 1999). Durch einen unruhigen oder zu kurzen Schlaf wird aber nicht nur die Stimmung, sondern auch die Leistungsfähigkeit beeinflusst. Man wirkt unausgeglichen, die Konzentrationsfähigkeit nimmt ab, und man ist anfälliger für Stress.

*Veränderungen des Schlafrhythmus im Jugendalter*

Gerade im Jugendalter sind Schlafprobleme und Tagesmüdigkeit besonders verbreitet. Ein Grund dafür ist eine entwicklungsbedingte Veränderung des Melatoninstoffwechsels. Melatonin gilt als „Schlafhormon", da es für die Steuerung des Tag-Nacht-Rhythmus des menschlichen Körpers verantwortlich ist (▸ Kap. 1). Im Jugendalter kommt es zu einer Verringerung der Melatoninmenge sowie zu einer tageszeitlichen Verschiebung der Melatoninausschüttung. Als Folge kann sich auch der Schlaf-Wach-Rhythmus verschieben: Die Jugendlichen werden später müde und gehen entsprechend spät zu Bett. Wegen des frühzeitigen Schulbeginns müssen sie aber dennoch früh wieder aufstehen, obwohl die Melatoninkonzentration noch eher hoch und die Müdigkeit damit noch groß ist. Gleichzeitig kommen die Jugendlichen nicht auf ihr notwendiges Schlafpensum von durchschnittlich etwa neun Stunden und sind entsprechend übermüdet. Wenn dann noch Ein- und Durchschlafprobleme hinzukommen, ist es nicht überraschend, dass es zu stärkerer Tagesmüdigkeit (und den damit verbundenen kognitiven und emotionalen Folgen) kommt. Auf der anderen Seite ist die Planungs- und Einsichtsfähigkeit im Jugendalter häufig noch gering, sodass es schwer fällt, hier korrigierend einzugreifen. Übrigens wirkt auch Alkoholkonsum einem erholsamen

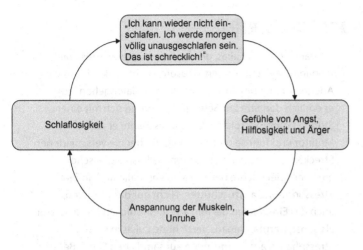

**Abb. 5.1** Der Teufelskreis bei Schlafstörungen (adaptiert nach Fricke-Oerkermann, Frölich, Lehmkuhl u. Wiater 2007)

Schlaf entgegen. Zwar fördert ein Gläschen Wein ein schnelleres Einschlafen, die Schlaftiefe nimmt dagegen ab.

### 5.3.3 Einschlafprobleme

Wer abends in seinem Bett liegt und seine Gedanken immer wieder um die Sorgen und Belastungen des Tages kreisen lässt, kann schlecht einschlafen. Einige Jugendliche regen sich zudem innerlich darüber auf, dass sie nicht einschlafen können. Sie fürchten, dass sie am nächsten Tag übermüdet und daher nicht leistungsfähig sind. Je länger sie wachliegen, desto mehr nimmt diese Sorge zu. Dadurch fällt ihnen das Einschlafen jedoch immer schwerer – sie befinden sich in einem Teufelskreis ( Abb. 5.1). Solche Gedankenkreisel führen zu einer erhöhten Anspannung der Muskeln und zu einer stärkeren inneren Erregung. Im Körper werden vermehrt Stresshormone ausgeschüttet, die ein schnelles Einschlafen verhindern.

*Gedanken und Grübeln können das Einschlafen behindern*

Schließlich trägt auch das Verhalten einer gestressten Person seinen Teil zu den Schlafstörungen bei. Typische Beispiele sind, dass gestresste Personen bis in die Abendstunden lernen oder versuchen, sich durch z. B. erhöhten Computerkonsum abzulenken. Dies kann jedoch zu einer erhöhten inneren Anspannung und Erregung führen. In beiden Fällen verwehren die Betroffenen also ihrem Körper, sich nach einem anstrengenden Tag allmählich wieder herunterzufahren und so auf das Schlafengehen vorzubereiten.

*Verhalten, Stress und Schlafstörungen*

> **Beispiel**
>
> So war es z. B. bei Lukas, der an einem unserer Stresstrainings teilnahm. Vor schwierigen Klausuren lernte Lukas bis in die Abendstunden hinein. Kurz vor dem Schlafengehen legte er endlich den Stift zur Seite und belohnte sich mit einer Stunde Computerspielen. Gebannt schaute er auf seinen Monitor und fuhr seinen Rennwagen über die verschiedenen Strecken. Lukas spielte nur selten „Ballerspiele" – schon ein Rennspiel reichte bei ihm aus, Adrenalin und andere Stresshormone auszuschütten. Nicht nur das Aufhören, auch das Einschlafen fiel ihm an einem solchen Tag schwerer als sonst. Darüber hinaus verzichtete Lukas in seinen Stressphasen aus Zeitgründen auf sämtlichen Sport. Bei zu wenig Bewegung powert sich der Körper jedoch nicht aus, so dass Stresshormone nicht abgebaut werden können und das Einschlafen weiter erschwert wird.

### 5.3.4 Ein- und Durchschlafhilfen

*Zimmertemperatur: 16 bis 19 Grad*

Es gibt eine Reihe von Maßnahmen und Hilfen, um besser einschlafen zu können. Eine der einfachsten dürfte die Luft und die Temperatur betreffen. Vor dem Schlafengehen sollte das Zimmer noch einmal durchgelüftet werden. Mit frischer Luft lässt es sich besser schlafen. Die Zimmertemperatur sollte als angenehm empfunden werden, nicht zu warm und nicht zu kalt. Friert man unter seiner Decke, spannen sich die Muskeln an, was wiederum nicht mit dem entspannten Zustand beim Schlaf zu vereinbaren ist. Aber auch zu hohe Temperaturen sind für einen guten Schlaf nicht zuträglich. Schließlich reguliert der Körper seine Temperatur für den Schlaf herunter und „kühlt" also ein wenig ab. Die Zimmertemperatur sollte dementsprechend 16 bis 19 Grad betragen.

*Der Ausklang des Tages*

Für Jugendliche mit Einschlafproblemen hat es sich bewährt, den Tag allmählich ausklingen zu lassen. Das bedeutet beispielsweise, dass aufregende Computerspiele in den Abendstunden vermieden werden sollten. Einige Jugendliche legen sich ein abendliches Ritual zu: Leonie beispielsweise liest noch eine halbe Stunde im Bett (der Klassiker unter den Einschlafritualen!). Paul löst jeden Abend zwei Logik-Rätsel, bevor er das Licht ausmacht. Jana hat sich eine Entspannungs-CD besorgt, die sie an einigen Abenden hört. Andere Jugendliche profitieren von Atemübungen oder der progressiven Muskelrelaxation, bei der einzelne Muskelgruppen an- und dann wieder entspannt werden (▶ Abschn. 5.8).

Negative Auswirkungen auf den Schlaf hat dagegen Koffein (▶ Abschn. 5.2.1). Gerade Jugendlichen, die anfangen Kaffee zu trinken, sollte dieser Zusammenhang verdeutlicht werden. Auf koffeinhaltige Getränke sollte spätestens nach 17 Uhr verzichtet werden. Auch schwere Mahlzeiten sollten am Abend vermieden werden. Stattdessen sind z. B. Milchprodukte (ein Glas Milch, Joghurt) schlaffördernd. Sie enthalten die schlaffördernde Substanz Tryptophan und erleichtern dadurch das Einschlafen.

*Förderung des Einschlafens durch tryptophanhaltige Nahrungsmittel*

Bei einer bestimmten Gruppe von Jugendlichen haben sich auch paradoxe Interventionen sehr bewährt. Diese Jugendlichen schlafen aufgrund von nächtlichem Grübeln („Warum kann ich bloß schon wieder nicht einschlafen! Ich werde morgen ganz müde sein, das ist schrecklich!") lange nicht ein.

*Paradoxe Interventionen als Einschlafhilfe*

> **Beispiel**
>
> Der neunzehnjährige Jannik liegt – wie die letzten Abende auch – schlaflos in seinem Bett. Er kann nicht einschlafen, da er an die bevorstehenden Abiturklausuren denken muss. Mit jeder verstrichenen Minute kommen neue Gedanken hinzu. „Wenn ich jetzt nicht langsam einschlafe, werde ich morgen ganz müde sein!", denkt er. Immer mehr drehen sich seine Sorgen nicht nur um die Klausuren, sondern auch um die Einschlafschwierigkeiten. Dadurch wird er zunehmend aufgeregter und kann erst recht nicht einschlafen.

Paradoxe Interventionen sind besonders für solche Situationen geeignet, wie Jannik sie erlebt hat. Dabei konzentriert man sich auf jede Reaktion seines eigenen Körpers. Wie fühlt sich der Bauch an? Sind vielleicht die Beine noch etwas unruhig? Fühlen sich die Augenlider müde an? Rumort der Magen? Wie fühlen sich die Hände an? Indem man sich immer mehr auf den eigenen Körper konzentriert, hat man weniger Gelegenheit, über seine Sorgen und Befürchtungen zu grübeln und schläft darüber ein.

Einige Jugendliche schreiben abends die Geschehnisse oder Gedanken des Tages in ein Tagebuch. Ein Tagebuch ist eine gute Möglichkeit, die eigenen Gedanken zu sortieren, offene Fragen zu ordnen und vielleicht sogar bereits zu klären. Viele Menschen haben das Gefühl, dass ihnen das Aufschreiben bedrückender und stressender Gedanken hilft, sie vor dem Schlafen „ablegen" zu können. Abendliches Grübeln nimmt dadurch ab. Dafür sollte jedoch das Tagebuch möglichst nicht im Bett geschrieben werden. Dies ist für unseren Körper noch einmal ein deutlicheres Signal: Meine schönen und meine belastenden Erlebnisse halte ich in diesem Buch fest.

*Verbannung aller Sorgen in ein Tagebuch*

Im Bett kann ich unbelastet einschlafen. Zwischen dem Tagebuchschreiben und dem Zubettgehen kann ruhig eine zeitliche Lücke sein, die anders gefüllt wird: noch etwas lesen, Musik hören oder Ähnliches. Ganz klassisch können einige Tagebücher mit einem kleinen Schlüssel abgeschlossen werden. Dies hilft nicht nur, die eigenen Gedanken vor den neugierigen Blicken anderer Familienmitglieder zu schützen. Der Schlüssel hat auch eine deutliche Symbolkraft: Erlebnisse und Gedanken werden von mir in dem Buch eingeschlossen, und ich bestimme, wann ich sie wieder freigebe.

> **Fazit**
> Ein erholsamer Schlaf sowie eine angemessene Ernährung gehören zu den Fundamenten effektiver Stressbewältigung. Bevor weiterführende (psychologische) Stressbewältigungsstrategien eingesetzt werden, sollte man diesen Fundamenten in jedem Fall Beachtung schenken und ggf. für eine Verbesserung sorgen, da dies effektiv dazu beitragen kann, Stresserleben zu reduzieren oder gar zu verhindern.

*Problemlösekompetenzen als übergeordnete Form der Stressbewältigung*

Im Folgenden soll auf verschiedene Bewältigungsstrategien und -techniken eingegangen werden, die dazu beitragen, mit Stress besser klarzukommen. Dazu gehört als erstes das Erlernen von Problemlösekompetenzen. Da Stress häufig durch herausfordernde Situationen ausgelöst wird, die nicht adäquat bewältigt werden können, kann eine gute Problemlösefähigkeit dazu beitragen, die gestellten Anforderungen zu analysieren und passende Lösungen dafür zu suchen. Beim Problemlösen handelt es sich also um eine übergeordnete Strategie, die dazu dient, aus der Menge von möglichen Maßnahmen zur Stressbewältigung (wie Entspannung und Zeitmanagement oder die Suche nach sozialer Unterstützung) die richtige zu finden. Das Erlernen von Problemlösekompetenzen hat somit im Bereich der Stressbewältigung einen besonderen Stellenwert und wird an den Anfang gestellt, bevor auf weitere Stressbewältigungsstrategien eingegangen wird.

## 5.4    Probleme lösen: Alternativen bedenken

*Weniger Stress durch das Lösen belastender Probleme*

Viele Probleme lassen sich nicht dadurch lösen, dass man abwartet, bis sie sich vielleicht von alleine erledigt haben. Wenn ein Jugendlicher beispielsweise darunter leidet, dass er zu wenige Kontakte hat, ist Abwarten sicherlich eine mögliche, aber keine gute Strategie. Vielleicht kann es eher helfen, über verschiedene Wege zur Problemlösung nachzudenken und dann eine geeignete Lösung in die Tat umzusetzen. So kann es beispielsweise sinnvoll sein, verstärkt Orte und Gelegenheiten aufzusuchen, bei denen man leicht mit anderen in Kontakt kommt. Vielleicht könnte es auch helfen, an der eigenen Selbstsicherheit zu arbeiten. Mit anderen Worten: Das Problem muss angegangen werden. Aber wie geht man am besten vor, um zu einer guten Problemlösung zu gelangen? In der Psychologie hat sich bei vielen Problemstellungen ein schrittweises Vorgehen als sinnvoll erwiesen.

■ **Schritt 1: Problemdefinition**

Am Anfang steht, erst einmal innezuhalten und sich in Ruhe darüber klar zu werden, was eigentlich das Problem ist und – noch wichtiger! – welches Ziel erreicht werden soll. In einer komplexen Situation, wie sie z. B. bei mangelnden Schulleistungen gegeben ist, ist es vielleicht auch notwendig, zunächst Prioritäten zu setzen und nicht alles gleichzeitig erreichen zu wollen. Dies bedeutet, dass nicht nur das Gesamtziel, sondern auch Teilziele auf dem Weg dorthin bestimmt werden sollten. Vielleicht kann es hilfreich sein, die Problemlage und die sich daraus ergebenden Ziele und Teilziele mit dem Jugendlichen zu besprechen und die Ergebnisse zu notieren; ◘ Tab. 5.1 gibt Anhaltspunkte, wie die Ergebnisse festgehalten werden können. Es kann auch sinnvoll sein, sich einen Eindruck über das Ausmaß des erlebten Stresses bei diesem Problem zu verschaffen.

*Erster Schritt beim Problemlösen: Was ist das Problem?*

---

**Tipps**

Hier noch einige Tipps für das Setzen angemessener Ziele:
- Man sollte sich realistische Ziele setzen, die man auch erreichen kann, damit ein Erfolg überhaupt möglich ist.
- Wenn man gleich mehrere Probleme hat, sollte man mit dem einfachsten beginnen und sich danach die schwierigen vornehmen. Denn: Erstens kann man nicht alles gleichzeitig schaffen, und zweitens hilft es weiter, wenn schon einige Probleme gelöst sind.

---

◘ Tab. 5.1 Erster Problemlöseschritt: Beschreibung des Problems und der Ziele

| Fragestellungen | Antworten |
| --- | --- |
| Was ist das Problem? | |
| Wie groß ist der dabei erlebte Stress? | Gar kein Stress \|——————\| Sehr viel Stress |
| Wie lautet das Ziel, und was könnten mögliche Teilziele sein? | |

| ◙ Tab. 5.2 Zweiter Problemlöseschritt: Sammlung von Lösungen | |
|---|---|
| **Lösungs-Nr.** | **Lösungsvorschläge** |
| (1) | |
| (2) | |
| (3) | |
| (4) | |
| (5) | |
| (6) | |
| (7) | |
| (8) | |
| (9) | |

■ **Schritt 2: Lösungssuche**

*Zweiter Schritt beim Problemlösen: Welche Lösungen gibt es?*

Nachdem Ziele und Teilziele vor Augen liegen, kommt es beim nächsten Schritt darauf an zu überlegen, wie man diese Ziele erreichen kann. Bevor man sich vorschnell für eine Lösung entscheidet, sollten möglichst viele Alternativen gesammelt werden: In einem Brainstorming werden dazu zunächst alle Lösungen zusammengetragen, die bei diesem Problem in Betracht kommen (◙ Tab. 5.2). Bei der Lösungssuche wird noch nicht zwischen geeigneten und ungeeigneten Lösungen unterschieden. Alles, was einem in den Sinn kommt, zählt – gern auch solche Lösungsvorschläge, die auf den ersten Blick ungewöhnlich oder „verrückt" erscheinen. Bei diesem Schritt kann man Jugendliche auf Wunsch auch begleiten.

■ **Schritt 3: Entscheidungsfindung**

*Dritter Schritt beim Problemlösen: Was ist die beste Lösung?*

Im dritten Schritt des Problemlöseprozesses erfolgt dann die Bewertung der zuvor im Brainstorming gesammelten Lösungsvorschläge. Die Vor- und Nachteile der einzelnen Lösungen werden zusammengetragen und diskutiert, und es wird abgewogen, welche Konsequenzen sich aus den einzelnen Lösungen ergeben würden. Im Anschluss sollte die Lösung ausgewählt werden, die vermutlich den größten Gewinn zum Umgang mit dem Problem bringt. Gleichzeitig sollte mit der gewählten Lösung die Wahrscheinlichkeit positiver Konsequenzen maximiert und die Wahrscheinlichkeit negativer Konsequenzen minimiert werden. Wichtig ist dabei, sowohl die Konsequenzen für die eigene Person als auch die möglichen Folgen für andere Personen zu berücksichtigen. Die Lösung muss für alle Beteiligten fair und akzeptabel sein. Wenn mehrere Lösungen sinnvoll erscheinen, können sie in eine Rangreihe gebracht und dann

| ◻ **Tab. 5.3** Dritter Problemlöseschritt: Bewertung der Lösungen | | | |
|---|---|---|---|
| Lösungs-Nr. | Vorteile | Nachteile | Entscheidung |
| (1) | | | |
| (2) | | | |
| (3) | | | |
| (4) | | | |
| (5) | | | |
| (6) | | | |
| (7) | | | |
| (8) | | | |
| (9) | | | |

nacheinander ausprobiert werden. Auch eine Kombination mehrerer Lösungen ist denkbar. Bei der Bewertung der Lösungen kann eine Gegenüberstellung der jeweiligen Vor- und Nachteile – wie in ◻ Tab. 5.3 dargestellt – hilfreich sein.

- **Schritt 4: Aktionsplanung und -umsetzung**

Im nächsten Schritt des Problemlöseprozesses wird die favorisierte Lösung in die Tat umgesetzt. Dazu wird zunächst überlegt, was konkret zu tun ist, um die ausgewählte Lösung zu realisieren. Wo soll die Handlung stattfinden? Wann soll die Handlung durchgeführt werden? Und gegebenenfalls auch: Wie häufig? Außerdem sollte man schon im Vorfeld bedenken, welche Hindernisse bei der Umsetzung auftreten könnten und wie sie gegebenenfalls überwunden oder umgangen werden können (◻ Tab. 5.4).

*Vierter Schritt beim Problemlösen: Jetzt geht es los!*

**Tipps**

Bei der Handlungsplanung kann es hilfreich sein, einen Blick zurück auf die Ergebnisse des dritten Problemlöseschritts zu werfen: Beim Abwägen der Vor- und Nachteile wird man sicherlich auch für die gewählte Lösung mögliche Schwierigkeiten oder Nachteile gefunden haben. Diesen sollte man nun besondere Beachtung schenken, da sie sich als mögliche Hindernisse für die anstehende Umsetzung der Problemlösung erweisen könnten. Am besten ist es, wenn man schon vorher einen entsprechenden „Plan B" bereithält – z. B. eine der Lösungsalternativen, die man im dritten Schritt zunächst zurückgestellt hatte.

**5**

**◻ Tab. 5.4** Vierter Problemlöseschritt: Umsetzungsplanung

| Fragen | Antworten |
|---|---|
| Was ist zu tun? | |
| Welche Hindernisse könnte es geben? | |
| Wie könnten mögliche Hindernisse überwunden werden? | |

**◻ Tab. 5.5** Fünfter Problemlöseschritt: Bewertung des Erreichten

| Fragen | Antworten |
|---|---|
| Was waren die Ziele bzw. Teilziele? | |
| Wurden die Ziele bzw. Teilziele erreicht? | Ja ◻      Nein ◻ |
| Wie groß ist der nun erlebte Stress? | Gar kein Stress ├─────────────┤ Sehr viel Stress |

**▪ Schritt 5: Bewertung**

*Fünfter Schritt beim Problemlösen: Hat es funktioniert?*

Den abschließenden Schritt des Problemlöseprozesses bildet die Bewertung der Handlungsergebnisse: Ist man mit dem Ergebnis zufrieden? Was hat gut funktioniert? Welche Hindernisse oder Schwierigkeiten haben sich ergeben? Wenn das Ziel nicht zufriedenstellend erreicht wurde, ist zu überlegen, ob es andere Handlungsmöglichkeiten gibt, um an das Ziel zu gelangen. Unter Umständen müssen die früheren Problemlöseschritte erneut durchlaufen werden, um eine bessere Lösung zu finden. In ◻ Tab. 5.5 sind die entscheidenden Fragen zu diesem Problemlöseschritt dargestellt.

*Anwendungsmöglichkeiten der Problemlöseschritte*

Natürlich ist es nicht bei jedem Problem zweckmäßig, die fünf Schritte zu durchlaufen, um zu einer Lösung zu gelangen. Wenn ich beispielsweise entscheiden muss, ob ich von einem Obstteller zunächst den Apfel oder die Banane esse, ist unmittelbar einsichtig, dass ich schlicht nach meinen augenblicklichen Vorlieben entscheiden sollte und keine Problemanalyse mit Abwägung der Vor- und Nachteile der verschiedenen Handlungsmöglichkeiten notwendig ist. Wenn aber eine wichtige Entscheidung zu treffen oder ein ernstes Problem zu lösen ist, kann es sehr sinnvoll sein, systematisch die verschiedenen Lösungsmöglichkeiten mit ihren Vor- und Nachteilen zu durchdenken, um dann wohlüberlegt eine Entscheidung zu treffen und sie in die Tat umzusetzen. Dabei kann man das Problemlöseschema sowohl allein anwenden, als auch die einzelnen Schritte mit jemand anderem diskutieren, um andere Perspektiven zu berücksichtigen. Die einzelnen Phasen des Problemlöseschemas sind in ◻ Abb. 5.2 zusammenfassend dargestellt.

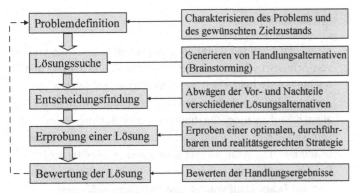

**Abb. 5.2** Übersicht zu den Schritten des Problemlösens nach dem Problemlöseansatz (adaptiert nach Beyer u. Lohaus 2006)

---

**Beispiel**

Man kann sich das Vorgehen beim Problemlösen am Beispiel eines leistungsschwachen Schülers verdeutlichen, der vor einer Klassenarbeit steht. Seine Problemsituation ist dadurch charakterisiert, dass er eine Klassenarbeit schreibt und befürchtet, eine schlechte Note zu bekommen, weil er bislang nicht genügend gelernt hat. Es sind noch drei Tage Zeit bis zur Klassenarbeit. Sein Ziel ist es, eine möglichst gute Note zu bekommen. Als mögliche Lösungen fallen ihm in dieser Situation vor allem zwei Alternativen ein: (a) die drei Tage nutzen, um noch zu lernen, und (b) die Schule schwänzen, um die Klassenarbeit nicht mitschreiben zu müssen. Nun wägt der Schüler die Vor- und Nachteile seiner beiden Lösungsmöglichkeiten ab. Bei der ersten Lösung sieht er den Vorteil, dass er einen Teil der vorhandenen Defizite kompensieren könnte. Die Nachteile sind aber, dass der Erfolg nicht sicher ist und dass in den nächsten Tagen so kaum Zeit für andere Aktivitäten bliebe. Beim Schwänzen der Klassenarbeit erhofft sich der Schüler, dass der augenblickliche Stress unmittelbar nachlässt. Es wird weiterhin der Vorteil gesehen, dass gegebenenfalls Zeit gewonnen wird, da er vermutlich die Gelegenheit erhält, die Klassenarbeit nachzuschreiben. Der Nachteil ist jedoch, dass die Vorbereitung letztlich nicht umgangen werden kann. Weiterhin entfällt die Möglichkeit, bei den Mitschülern Hilfe zu erhalten, da das Interesse am Lernstoff schnell nachlässt, wenn die Arbeit erst einmal geschrieben ist. Hinzu kommt, dass er selbst dann noch immer mit der alten Thematik befasst ist, während alle anderen bereits beim nächsten Thema sind – und

5

nicht zuletzt werden seine Eltern sehr verärgert sein, wenn sie vom Schuleschwänzen erfahren. Nach Abwägung der Vor- und Nachteile entscheidet sich der Schüler schweren Herzens, die nächsten drei Tage zum Lernen zu nutzen. Nun kommt es vor allem darauf an, mögliche Hindernisse zu beseitigen. Beim Lernen sind dies vorrangig Störquellen, die zu unerwünschten Unterbrechungen führen (wie Smartphone, Computer etc.). Der Schüler überlegt also, wie er diese Störquellen reduzieren und den Tagesablauf sinnvoll gestalten kann. Außerdem überlegt er, ob Hilfen bei der Vorbereitung genutzt werden können (z. B. Hilfen durch Mitschüler, die Eltern, das Internet etc.). Indem sich der Schüler Teilziele setzt („Heute lerne ich zunächst die Eckdaten, morgen beschäftige ich mich mit … ") kann er zwischendurch immer wieder überprüfen, ob er sich auf dem richtigen Weg befindet. Aber auch eine abschließende Bewertung, ob es ihm gelungen ist, die drei Tage gut zu nutzen, ist denkbar. Das Ergebnis der Klassenarbeit wird dabei sicherlich entscheidend sein. Doch selbst wenn es ihm nicht gelingt, auf Anhieb eine absolut zufriedenstellende Note zu erreichen, wird eine positive Bewertung der Lernphase zeigen, dass er auf dem richtigen Weg ist.

*Die Anwendung der Problemlöseschritte als Meta-Strategie bei der Stressbewältigung*

Der Problemlöseansatz ist sozusagen eine übergeordnete Stressbewältigungsstrategie, da die genaue Analyse des Problems hilft, eine konkrete und zur Situation passende Strategie zu finden. Dabei kann sich herausstellen, dass unterschiedlichste Bewältigungsstrategien in einer Situation nützlich sein können. So kann es beispielsweise möglich sein, dass auf Entspannung oder auf Ablenkung als Lösung gesetzt wird. Ebenso ist denkbar, dass die Suche nach sozialer Unterstützung gewählt wird, um Hilfe bei der Problemlösung zu erhalten.

*Möglichkeiten zum Trainieren des Problemlöseansatzes*

Um das Denken in Lösungsalternativen zu fördern, kann man Jugendlichen das Problemlösen in fünf Schritten in einer Vielzahl unterschiedlicher Situationen nahebringen. Es gibt viele Stresssituationen, die sich dazu eignen. So kann man beispielsweise bei einem Konflikt mit Freunden nach Lösungen suchen, um den Streit wieder beizulegen. Auch bei der Suche nach einem Praktikum oder einer Möglichkeit, sich etwas Taschengeld hinzuzuverdienen, kann der Problemlöseansatz hilfreich sein. Es kann außerdem nützlich sein, im konkreten Problem- oder Konfliktfall einzelne Problemlösungen in einem Rollenspiel auszuprobieren, bevor sie in die Realität umgesetzt werden. Auch dies kann helfen, den Erfolg der ausgewählten Handlungsstrategie zu sichern.

> **Fazit**
> Bei vielen Problemen kann es sinnvoll sein, einen kühlen Kopf
> zu bewahren und zunächst zu überlegen, welche Handlungs-
> möglichkeiten es überhaupt gibt, um dann wohlüberlegt eine
> Entscheidung zu treffen. Wenn genügend Zeit zum Überlegen
> bleibt, vermeidet man dadurch Kurzschlussreaktionen, die
> vielleicht nicht zum bestmöglichen Ergebnis führen oder die
> Lage möglicherweise sogar noch verschlimmern. Wenn man
> eine wohlüberlegt getroffene Handlungsentscheidung dann
> auch noch in Gedanken oder im Rollenspiel vorbereitet, sind
> die besten Voraussetzungen für ein Gelingen geschaffen.

## 5.5 Weniger Chaos: Planung und Zeitmanagement

Viele Jugendliche haben nicht nur in der Schule, sondern auch in der Freizeit vielfältige Verpflichtungen. Sie engagieren sich beispielsweise im Sport (z. B. im Mannschaftssport), im sozialen Bereich (z. B. bei Amnesty International etc.) oder im musikalischen Bereich (z. B. durch das Erlernen eines Musikinstruments). In den meisten Fällen haben die Jugendlichen Spaß daran und empfinden dies nicht als Stress, sondern eher als Bereicherung. Es gibt aber auch Fälle, bei denen der Verpflichtungscharakter überwiegt und das Gefühl aufkommt, dass man das alles nicht mehr schafft. Wenn man sich überfordert fühlt, kann ein verbessertes Zeitmanagement nützlich sein, um weniger Stress zu haben.

*Zeitmanagement ist hilfreich, wenn man viele Verpflichtungen hat*

Im Jugendalter kommt noch hinzu, dass viele Jugendliche ihre Freizeit nutzen, um das eigene Taschengeld aufzubessern. Die eigenen Ansprüche sind vielfach so hoch, dass sie mit dem vorhandenen finanziellen Spielraum nicht zu erfüllen sind. Also wird nebenbei gejobbt, um sich zusätzlich etwas leisten zu können. In einer eigenen Studie trugen insgesamt 1957 Schüler der Klassen 5 bis 12 in einen Stundenplan ein, zu welchen Zeiten und in welchem Umfang sie im Freizeitbereich Jobtätigkeiten nachgehen. In den höchsten Klassenstufen (11. und 12. Klasse) lag dieser Zeitumfang beispielsweise bei etwa sieben bis acht Stunden wöchentlich, was einen substanziellen Anteil der verfügbaren Freizeit ausmacht. Dieses Beispiel zeigt, dass Jugendliche auch außerhalb von Schule nicht selten viele Verpflichtungen haben und dass Freizeit nicht immer tatsächlich „freie Zeit" bedeutet.

*Zusätzliche Verpflichtungen im Jugendalter: Jobben*

Der größte Stress geht bei den meisten Jugendlichen von der Schule aus oder hat mit Zeitdruck zu tun. In unserer Studie haben wir Schüler der 5. bis 12. Klasse gefragt, was bei ihnen am ehesten Stress auslöst. Die Ergebnisse sind in ◘ Abb. 5.3 zusammengefasst (s. hierzu

*Schulstress und Zeitdruck als wichtigste Stressoren im Jugendalter*

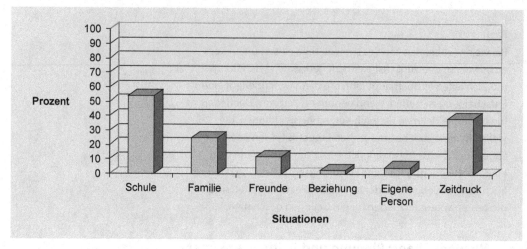

○ **Abb. 5.3**   Situationen, die von Schülern der 5. bis 12. Klasse als stressreich empfunden werden

auch Klein-Heßling, Lohaus u. Beyer 2003). Es lässt sich erkennen, dass vor allem Themen, die mit der Schule und mit Zeitdruck zusammenhängen, am häufigsten genannt werden. Selbst Themen, die vor allem im Jugendalter zunehmend an Bedeutung gewinnen (wie Probleme mit Gleichaltrigen), treten im Vergleich dazu deutlich in den Hintergrund. Im Folgenden soll es vor allem darum gehen, wie man mit einem guten Zeitmanagement vor allem den Zeitdruck mindern kann, um damit zumindest einige Problem zu lösen, die auch den Umgang mit der Schule erleichtern können, da Schul- und Zeitprobleme teilweise miteinander zusammenhängen können.

▪ **Der Wochenplan**

*Vielfältige Verpflichtungen sichtbar machen: mit einem Wochenplan*

Um die alltäglichen Verpflichtungen erkennbar werden zu lassen, kann ein Jugendlicher einen Wochenplan ausfüllen und dabei alles eintragen, was regelmäßig zu tun ist. Es geht dabei vor allem um solche Zeiten, die nicht ohnehin durch schulische Verpflichtungen gefüllt sind. In aller Regel stehen also die Zeiten am Nachmittag und Abend sowie am Wochenende im Vordergrund. Der Wochenplan kann wie ein Stundenplan für die Schule aussehen. Der Unterschied ist nur, dass es hier eben um die Stunden im Freizeitbereich geht. Der Wochenplan kann als Ausgangspunkt genutzt werden, um über mögliche Überforderungen ins Gespräch zu kommen.

**Tipp**

Es kann hilfreich sein, Zeitfenster grün zu kennzeichnen, die noch nicht durch Termine oder Verpflichtungen verplant sind. So sieht man auf den ersten Blick, wo sich die Verpflichtungen häufen und wo noch Freiräume sind. Dadurch lassen sich Anhaltspunkte gewinnen, wie gegebenenfalls eine Entzerrung erreicht werden kann.

Falls sich Hinweise auf Überforderungen zeigen, sollte überlegt werden, ob alle regelmäßigen Aktivitäten tatsächlich notwendig sind, oder ob einzelne (feste) Termine – zumindest zeitweise – gestrichen oder verlegt werden können. Darüber hinaus sollte darüber nachgedacht werden, ob eine bessere zeitliche Strukturierung möglich ist. In manchen Fällen kann es schon ausreichen, wenn in einem übervollen Terminkalender an einzelnen Tagen Termine gestrichen werden. Wenn ein Jugendlicher weiß, dass beispielsweise der Dienstag ein schrecklicher Tag ist, weil dann eine Aktivität die andere jagt, sieht er diesem Tag wahrscheinlich schon im Vorfeld mit negativen Gefühlen entgegen. Wenn hier mehr Raum für Ausgleich geschaffen wird und der Tag seinen Schrecken verliert, kehrt insgesamt mehr Ruhe in das Leben des betroffenen Jugendlichen ein.

*Hinterfragen und Neuorganisation von Verpflichtungen*

Nicht alle Zeitmanagementprobleme lassen sich allein dadurch lösen, dass man die Anzahl der Termine reduziert oder anders verteilt. Manchmal hilft es auch, sie in eine neue, bessere Reihenfolge zu bringen und Wichtiges von Unwichtigem zu trennen. Wenn beispielsweise dringend etwas geübt werden muss, weil am nächsten Tag eine wichtige Klassenarbeit geschrieben wird, dann sollten Prioritäten gesetzt werden. Möglicherweise muss dann etwas anderes ausfallen oder verschoben werden, weil die Klassenarbeit an diesem Tag höchste Priorität hat. Es kann also sinnvoll sein, sich zunächst einen Überblick zu verschaffen, was am Nachmittag oder am Abend anliegt, damit man sich nicht verzettelt. Damit ein Tag nicht chaotisch verläuft, muss man außerdem planen, welche Abfolge am günstigsten ist. Das nachfolgende Beispiel zeigt, wie es nicht unbedingt laufen muss, wenn man im Vorfeld plant. Man kann mit einem Jugendlichen anhand solcher Beispiele überlegen, wie eine bessere Tagesplanung aussehen könnte.

*Prioritäten, um Wichtiges von Unwichtigem zu trennen*

**Beispiel**

Nach der Schule geht Felix zunächst bei seinem Kumpel Olli vorbei, um mit ihm einige neue CDs zu hören. Es ist 13.00 Uhr, und ein wenig Relaxen nach der Schule kann ja nicht schaden. Als er sich auf den Weg nach Hause macht, ist etwa eine Stunde vergangen. Beim Öffnen der Haustür fällt ihm ein, dass er ja für seinen Vater ein Päckchen Nägel aus dem Baumarkt

Fortsetzung

mitbringen sollte, der auf dem Weg zur Schule liegt. Sein Vater ist nun sauer und schickt ihn prompt zurück zum Baumarkt. Zu Mittag gegessen hat er immer noch nicht, und sein Magen hängt gewaltig. Als er zurückkommt, ist es fast 15.00 Uhr, und nun ist endlich Gelegenheit, etwas zu essen. Eigentlich hätte er schon um 15.00 Uhr beim Fußballtraining sein sollen, das bis 16.30 Uhr dauert. Nun kommt er zu spät und muss als Strafe einen Euro in die Vereinskasse zahlen. Als er um 16.45 Uhr zurückkommt, stehen die Hausaufgaben an. Er braucht bis etwa 18.15 Uhr und wird dann von seiner Mutter zum Abendbrot gerufen. Da er erst um 15.00 Uhr zu Mittag gegessen hat, ist von Hunger eigentlich nichts zu spüren. Er würgt dennoch eine Schnitte in sich hinein und setzt sich bis 19.00 Uhr vor den Fernseher. Gerade als es spannend wird, fällt ihm mit einem Riesenschreck ein, dass er sich ja nach dem Abendessen mit Max verabredet hatte. Sie wollten zusammen zur Bandprobe fahren. Er springt aufs Fahrrad und radelt so schnell es geht zu Max, der aber – weil Felix nicht kam – schon allein losgefahren ist. In all der Aufregung hat er ein Mikrofon vergessen, das er für die Bandprobe braucht. Nun muss er erst wieder nach Hause, um das Mikro zu holen. Zur Bandprobe kommt er natürlich viel zu spät, und alle anderen sind sauer, weil die Probe nun umso länger dauert. Für den kommenden Samstag ist nämlich ein Auftritt geplant, und die Probe muss daher in vollem Umfang stattfinden.

■ **Strukturierte Tagesplanung**

*Die Tagesplanung anhand eines Beispiels*

Anhand dieses Beispiels lässt sich gut überlegen, was wichtige und was weniger wichtige Tagesereignisse sind und wie man alles in eine sinnvolle Reihenfolge bringen kann. In dem Beispiel mit Felix wäre es wahrscheinlich recht unproblematisch gewesen, wenn Felix nicht zunächst bei Olli vorbeigegangen wäre, um einfach nur CDs zu hören und dabei noch den Auftrag des Vaters zu vergessen. Hätte er zumindest einen Teil dieser Zeit durch gute Planung gewonnen, wäre der Rest des Tages weniger stressreich verlaufen, und auch die Essenszeiten wären besser verteilt gewesen. Bei der Tagesplanung sollte man folgende Punkte berücksichtigen:

— Man sollte zunächst überlegen, was man alles vorhat. Dies kann man am besten aufschreiben, damit man es nicht vergisst.

— Dann schätzt man ein, wie lange man für die einzelnen Vorhaben benötigt, und bringt alles in einen günstigen Ablauf.

- Man sollte berücksichtigen, dass auch Zeitpuffer notwendig sind, damit nicht alles durcheinandergerät, wenn irgendetwas länger dauert, als ursprünglich geplant.
- Es ist wichtig, Prioritäten zu setzen und sich klarzumachen, welche Aktivitäten absolut notwendig sind. Gegebenenfalls muss im Tagesablauf etwas weggelassen werden, damit das absolut Notwendige auf jeden Fall gemacht werden kann.
- Auch Aktivitäten zum Belastungsausgleich sollten nicht zu kurz kommen. Es sollte auch Zeiträume für Ruhe, Spiel und Spaß geben, um einen Tag nicht allzu hektisch werden zu lassen. Auch Rückzugsmöglichkeiten sollten bedacht werden.
- Es kann sinnvoll sein, mit Jugendlichen gemeinsam einen Plan für einen Tag zu erarbeiten, damit ihnen das Prinzip deutlich wird. Solche Tagespläne können hilfreich sein, um den Überblick zu behalten (vor allem an ereignisreichen Tagen).

Man kann weiterhin auch mit einem Jugendlichen zusammen über-legen, welche Ursachen es dafür gibt, dass Planungen durcheinan-dergeraten und dass manches viel länger dauert, als man eigentlich gedacht hat. Die Frage ist also, wie es zu Störungen kommt, die den ursprünglichen Ablauf infrage stellen. Einige Beispiele und mög-liche Lösungen sind – bezogen auf das Erledigen von Hausaufga-ben – in ◼ Tab. 5.6 zusammengestellt.

*Ursachen für Abweichungen von den Planungen*

Im Jugendalter, wenn Selbständigkeit und Unabhängigkeit im Vordergrund stehen, kann es allenfalls darum gehen, den Jugend-lichen Tipps an die Hand zu geben. Ob die Jugendlichen sie nutzen oder nicht, muss ihnen selbst überlassen bleiben. Hierbei ist auch zu

*Übergang von der Fremd- in die Selbstverantwortlichkeit*

◼ Tab. 5.6 Störungen und mögliche Gegenmaßnahmen beim Erledigen von Hausaufgaben

| Störung | Tipps zum Zeitmanagement |
|---------|--------------------------|
| Unterbrechungen während der Arbeit | Unterbrechungen vermeiden durch Ausschalten des Handys, Einschalten eines Anruf-beantworters, Aufsuchen eines ruhigen Ortes, Aufhängen eines „Bitte nicht stören"-Schildes etc. |
| Mehrere Dinge zugleich anfangen | Auf ein Ziel konzentrieren und nicht mehrere Ziele gleichzeitig in Angriff nehmen |
| Ohne klares Ziel arbeiten | Sich vorher überlegen, welche Aufgaben erledigt werden müssen und wie gründlich man sie erledigen will oder muss |
| Keine Prioritäten setzen | Wichtiges von Unwichtigem trennen (beispielsweise zunächst die Aufgaben für den nächsten Tag erledigen) |
| Perfektionismus | Realistische Ziele setzen und sich nur so lange bei Aufgaben aufhalten, dass noch Zeit für anderes bleibt |
| Nicht durchhalten | Pausen machen und die eigene Energie richtig einteilen (und dabei auch die eigene Leistungskurve kennen und berücksichtigen) |

bedenken, dass Arbeitsstile sicherlich unterschiedlich sind. Dennoch kann es nicht schaden, von Zeit zu Zeit seine eigenen Planungs- und Organisationsstrategien zu überdenken und zu entscheiden, ob sie noch weiter verbessert werden können. Vor allem, wenn sich die Zeitprobleme häufen, kann dies Anlass für Überlegungen sein, ob etwas wegfallen kann oder ob eine bessere Organisation möglich ist.

*Stress durch das Aufschieben von Aufgaben*

Ein Faktor, der zur Erhöhung des Stresserlebens beitragen kann, besteht in dem Aufschieben von Aufgaben, die eigentlich erledigt werden müssten. Empirische Studien weisen darauf hin, dass beispielsweise bis zu 70% der Studierenden dazu neigen, notwendige Aufgaben aufzuschieben (Schouwenburg, 2004). Dies bedeutet, dass Dinge wie Fernsehen, Schlafen oder Besuch von Freunden den eigentlich anliegenden Aufgaben vorgezogen werden. Nach Grund, Schmid, Klingsieck und Fries (2012) gehören in jüngster Zeit insbesondere auch Tätigkeiten wie Surfen im Internet oder Onlinekommunikation zu den beliebten Ausweichverhaltensweisen. Als Konsequenz zeigen sich jedoch negative Auswirkungen auf das Wohlbefinden und die Leistung. Nicht selten nämlich sorgt der psychische Druck – das „schlechte Gewissen" also – für schlechte Laune, wenn die Erledigung einer wichtigen Aufgabe immer wieder aufgeschoben wird. Hinzu kommt, dass durch das Aufschieben am Ende häufig nur noch wenig Zeit für die Erledigung der eigentlichen Aufgaben bleibt. Dies bedeutet, dass die Bearbeitung unter Zeitdruck und häufig auch unter suboptimalen Bedingungen erfolgen muss (beispielsweise am späten Abend, wenn der günstigste Zeitpunkt für kognitive Leistungen längst überschritten ist). Nicht selten werden auch Formen der Aufgabenerledigung gewählt, die unter Lerngesichtspunkten ungünstig sind (wie Abschreiben etc.), da die Zeit für eine eigenständige Aufgabenbearbeitung nicht reicht. Dadurch sind auch längerfristige Auswirkungen auf das schulische Leistungsniveau zu erklären (Patrzek 2014).

*Maßnahmen gegen „Aufschieberitis"*

Auch hier gilt: Die Gestaltung des eigenen Arbeitsverhaltens muss im Jugendalter verstärkt in den Bereich der Selbstverantwortlichkeit übergehen. Dennoch können möglicherweise Gespräche und damit verbundene Anregungen für eine Veränderung des Arbeitsverhaltens hilfreich sein. Ein Tipp könnte sein, feste Zeiten für die Erledigung von Aufgaben einzuplanen, die zeitlich möglichst so liegen sollten, dass noch eine ausreichende kognitive Leistungsfähigkeit vorhanden ist. Ansonsten gelten die bereits genannten Regeln zum Zeitmanagement (wie Prioritäten setzen, eine günstige zeitliche Abfolge wählen, sich nicht durch Nebentätigkeiten und Nebengedanken ablenken lassen, Ruhepausen einplanen etc.).

## 5.6    Das andere Extrem: Stress durch Langeweile

Bisher wurde davon ausgegangen, dass Stress durch eine schlechte Koordination von (zu) vielen Aktivitäten entsteht. Wie sieht die Lage aber aus, wenn das Problem nicht ist, zu viel zu tun zu haben – sondern zu wenig? Gerade im Jugendalter gibt es nicht selten den Fall, dass Schülerinnen und Schüler mit einer Fülle an Freizeit nichts anzufangen wissen. Es fehlen ihnen Anregungen und vielleicht auch die finanziellen Mittel, um erwünschte Aktivitäten aufnehmen zu können. Häufige Folgen sind Herumhängen und Lust- und Antriebslosigkeit.

*Zu wenig zu tun – statt zu viel*

Auch eine längerfristige Unterforderung kann Stress auslösen, da man dauerhaft das Gefühl hat, nicht das zu tun oder tun zu können, was man eigentlich gern unternehmen möchte. In diesem Fall geht es also eher darum, nach neuen und von dem betroffenen Jugendlichen für sinnvoll gehaltenen Aktivitäten zu suchen, um das Gefühl der Leere zu beseitigen. Hier kann es hilfreich sein, sich zunächst eine Liste mit eigenen (kurz- und langfristigen) Zielen zu erstellen, die in Beziehung zu den derzeitigen Interessen stehen. Der Jugendliche sollte sich also aufschreiben (und sich darüber klar werden), was er gerne tut, was er demnächst mal machen möchte (wozu gerade aber keine Zeit ist) oder was er gerne mal herausfinden möchte (und dann z. B. in Büchern oder im Internet nachlesen will). Man kann sich auch ein kleines Vokabelheft anschaffen oder eine Liste an gut sichtbarer Stelle aufhängen, damit man an seine Ziele und Aktivitäten erinnert wird.

*Sich über eigene Ziele und Interessen klar werden*

> **Fazit**
> In einer hektischen Zeit, die viele Freizeitangebote und Verpflichtungen für Jugendliche bereithält, kommt es auf ein sinnvolles Zeitmanagement an. Die erwünschten und notwendigen Aktivitäten müssen in eine vernünftige Reihenfolge gebracht werden, Wichtiges muss von Unwichtigem getrennt werden und Störeinflüsse sollten auf ein Minimum reduziert werden (vor allem in Phasen, die konzentriertes Arbeiten erfordern). Weiterhin müssen Ruhepausen und Ausgleichsaktivitäten eingeplant werden. Es ist aber zu berücksichtigen, dass es auch Stress durch Unterforderung geben kann. Hier sind eher zusätzliche Aktivitäten zu suchen und zu planen.

## 5.7    Konstruktiv denken: Positive Gedanken

*Umbewertung von stressauslösenden Ereignissen*

Ob in einer Situation Stress empfunden wird oder nicht, hängt ganz entscheidend davon ab, wie die Situation bewertet wird. Wenn die Schulferien zur Hälfte herum sind, kann man sich freuen, weil man noch die andere Hälfte der Ferien vor sich hat, oder man kann traurig sein, weil die Hälfte der Ferien schon vorbei ist. Es ist häufig die Art der Wahrnehmung oder Interpretation, die dazu beiträgt, wie eine Situation empfunden wird.

*Beeinflussung von Verhalten durch Gedanken: das Zitronenexperiment*

Dass die Gedanken das Verhalten beeinflussen, ist deutlich zu erkennen, wenn man sich gedanklich vorstellt, eine Zitrone durchzuschneiden und dann an einer der beiden Zitronenhälften zu lecken. Wenn man sich dies eine Zeit lang vorstellt, berichten viele Menschen, dass sich ihr Mund zusammenzieht oder der Speichelfluss zunimmt. Diese Veränderung kommt lediglich durch die Gedanken zustande und hat nichts mit der Realität zu tun, da die Zitrone ja nur vorgestellt war. Dies zeigt also, dass allein durch die Art des Gedankens Veränderungen beim Verhalten entstehen.

*Beeinflussung von Gefühlen und Verhalten durch Gedanken: Turbulenzen im Flugzeug*

Dass die Gedanken bei der Stressentstehung eine entscheidende Rolle spielen, lässt sich an weiteren Beispielen unschwer erkennen. So lassen sich viele Flugpassagiere und vor allem das Flugpersonal in der Regel kaum aus der Ruhe bringen, wenn es während eines Fluges zu Turbulenzen kommt. Andere Passagiere reagieren dagegen mit Angst bis hin zur Panik, weil sie das Geschehen nicht einordnen können und die Bewegungen des Flugzeugs für bedrohlich halten. Trotz gleicher äußerer Ausgangslage kommt es demnach zu vollkommen unterschiedlichen körperlichen und emotionalen Reaktionen, die auf eine unterschiedliche Interpretation der Situation zurückzuführen sind.

*Beeinflussung der Stimmung durch Gedanken: ein weiteres Beispiel*

Ein anderes Beispiel: Schüler, die in der Pause auf dem Schulhof stehen und laut lachen. Ein vorbeigehender Mitschüler könnte diese Situation so interpretieren, dass die Schüler über ihn lachen. Die Folge wäre, dass sich seine Stimmung verschlechtert und Ärger in ihm hochsteigt. Der Mitschüler könnte aber ebenso gut denken, dass die Schüler gemeinsam über einen Witz lachen, den einer der Schüler gerade erzählt hat. Im Gegensatz zur ersten Interpretation kommt es bei dieser Denkweise nicht zu einer Stimmungseintrübung.

*Das Positive sehen lernen*

Es kann deshalb sinnvoll sein, in problematischen Situationen nicht nur die negativen, sondern auch positive Aspekte in den Blick zu nehmen. Auch wenn eine Situation auf den ersten Blick nur furchtbar scheint, kann man ihr manchmal dennoch auch etwas Positives abgewinnen. Zumindest der Zugewinn an Erfahrung zur Bewältigung zukünftiger Ereignisse ist fast immer als positive Seite zu erkennen. Die Einnahme eines positiv(er)en Blickwinkels lässt sich trainieren, indem man sich Situationen, die man als stressreich empfindet, vor Augen führt und überlegt, welche positiven Seiten man diesen Situationen abgewinnen kann. Vielleicht gelingt es dadurch, diesen Situationen künftig mit mehr Optimismus zu begegnen.

*Mehr Stress durch Stressgedanken*

Tatsächlich aber neigen nicht wenige Menschen dazu, sich in schwierigen Problemsituation genau solche Gedanken wachzurufen, die nicht gerade zur Problemlösung beitragen. Gedanken wie „Das schaffe ich nie!", „Bei mir geht sowieso immer alles schief" oder „Schlimmer hätte es jetzt nicht kommen können" sind sicherlich nicht sehr konstruktiv. Diese Gedanken werden häufig auch als Stressgedanken bezeichnet, weil sie den Stress eher weiter erhöhen als ihn zu verringern.

*Stressgedanken und Anti-Stressgedanken*

Umgekehrt können positive Selbstinstruktionen wie „Ich schaffe das schon" oder „Ich bin gut drauf, also wird es schon gelingen" dazu beitragen, mit einem positiveren Grundgefühl an ein Problem heranzugehen und damit die Voraussetzungen für eine konstruktive Problemlösung zu schaffen. Solche Gedanken werden auch als Anti-Stressgedanken bezeichnet. Anti-Stressgedanken können in verschiedenen Phasen des Stressgeschehens hilfreich sein. Sie können zur Vorbereitung auf eine stressreiche Situation nützlich sein (z. B. „Ich bin nervös, aber das ist normal" oder „Ich bin gut vorbereitet"). Sie können auch in der stressreichen Situation selbst hilfreich sein („Ich habe die Situation im Griff" oder „Immer locker bleiben"). Sie können weiterhin bei der Bewertung nützlich sein, wenn die stressreiche Situation überstanden ist („Ich habe mein Bestes gegeben" oder „Es war gar nicht so schlecht, wie ich erwartet habe"). Wenn Jugendliche einer Situation mit positiven Gedanken begegnen, wirkt sie weniger bedrohlich. Stattdessen wird die Situation eher als Herausforderung eingeschätzt. Beispiele für Stressgedanken und Anti-Stressgedanken (positive Selbstinstruktionen) sind in ◼ Abb. 5.4 dargestellt.

**Beispiel**

Obwohl chronische Erkrankungen für Jugendliche vielfach mit großen Einschnitten und Veränderungen verbunden sind, findet man häufig, dass ihr Selbstkonzept und ihre Selbstwahrnehmung nicht negativer sind als bei vergleichbaren gesunden Jugendlichen. Eine mögliche Erklärung für dieses Phänomen ist, dass die Betroffenen ein Repertoire an Bewältigungsstrategien entwickeln, die beim Umgang mit den besonderen Belastungen hilfreich sind. Die Jugendlichen lernen im Laufe der Zeit, mit der Erkrankung und den damit verbundenen Problemen fertig zu werden. Ein positiver Nebenaspekt der Krankheitsbelastung liegt also in vielen Fällen im Aufbau eines umfangreichen

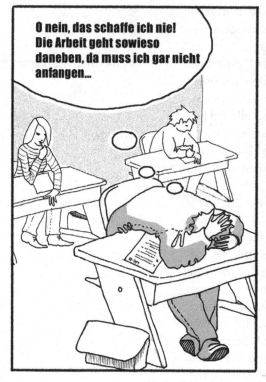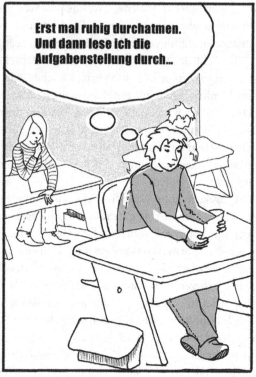

■ **Abb. 5.4** Beispiele für Stressgedanken (links) und positive Selbstinstruktionen bzw. Anti-Stressgedanken (rechts) (mit freundlicher Genehmigung von © Uta Theiling)

**Fortsetzung**

Bewältigungspotenzials zum Umgang mit Belastungen. Diese neuen Fähigkeiten helfen den Jugendlichen später vielleicht auch bei solchen Problemen, die nichts mit ihrer Erkrankung zu tun haben. Der Blickwinkel auf die Erkrankung verändert sich dadurch im Laufe der Zeit, und es werden nicht nur die negativen Aspekte gesehen.

*Positive Stimmung und positives Denken*

Es ist leichter, positiver zu denken, wenn man positiver gestimmt ist. In positiver Stimmung erscheinen Probleme vielfach in einem anderen Licht. Daher ist es auch hilfreich, das Selbstwertgefühl von Jugendlichen zu verbessern. Dazu gehört, die Stärken (und nicht die Schwächen) von Jugendlichen hervorzuheben, da dies das Selbstwertgefühl steigert. So kann es beispielsweise hilfreich sein, sich eigene Stärken vor Augen zu führen (frühere Erfolge, eigene Kompetenzen etc.). Auch Außenstehende können Jugendlichen dabei helfen, ihre positiven Seiten (und nicht ihre Schwächen) besser wahrzunehmen. Dies können auch kleine Dinge sein, die vielleicht nicht sofort ins Auge fallen (z. B., dass ein Jugendlicher sich hilfsbereit gezeigt hat oder etwas schneller als erwartet lernen konnte etc.).

Häufig fällt es auch leichter, eine Situation positiver zu sehen, wenn man sie in einem gewissen zeitlichen Abstand betrachtet. Manche Dinge erscheinen schon in einem anderen Licht, wenn man beispielsweise eine Nacht darüber geschlafen hat. Dies wird auch daran deutlich, dass häufig Missgeschicke, die man zunächst für äußerst peinlich gehalten hat, nach einiger Zeit eher lustig erscheinen, sodass man darüber lachen kann.

*Zeitlicher Abstand und positives Denken*

Mit Maßnahmen, wie sie bisher beschrieben wurden, kann erreicht werden, dass eine Situation weniger als bedrohlich bewertet wird und dass der Herausforderungscharakter überwiegt. Es gibt daneben auch die Möglichkeit, die eigene Zielsetzung zu hinterfragen und dadurch ein Problem als irrelevant einzuschätzen. Eine als irrelevant bewertete Situation wird natürlich keinen Stress auslösen.

*Lernen, manche Situationen eher als Herausforderung und nicht als Bedrohung zu sehen*

---

**Beispiel**

Ein guter Schüler, der das Ziel hat, Klassenbester zu sein, wird vielleicht darunter leiden, wenn er dieses Ziel nicht erreichen kann. Jede Klassenarbeit wird zu einer potenziellen Bedrohung, da sie die Gefahr birgt, dass das Ziel in weite Ferne rückt. Wenn der Schüler sein Ziel, der Beste sein zu müssen, hinterfragen würde, könnte er den Klassenarbeiten gelassener entgegensehen. Als guter Schüler wird er mit dem Rest der Klasse problemlos mithalten können, und auch wenn eine Klassenarbeit für ihn noch immer nicht irrelevant sein mag, so kann er seinen Stress vorab jedoch deutlich reduzieren.

---

**Fazit**

Zur Stressbewältigung kann es sinnvoll sein, die Bewertungen von stresserzeugenden Situationen zu verändern. Kann man einer Situation auch etwas Positives abgewinnen? Muss man immer nur das Negative sehen? Es fällt außerdem leichter, das Positive an einer Situation zu sehen, wenn man selbst positiv gestimmt ist oder wenn man die Situation in einigem zeitlichen Abstand betrachtet. Dies zeigt, dass die Bewertungen offenbar veränderbar sind. Es ist auch möglich, eigene Ziele, die Probleme bereiten, zu hinterfragen. Auch dadurch können sich Bewertungen ändern und die Stressbewältigung kann erleichtert werden.

## 5.8   Zwischendurch: Ruhe, Entspannung und Belastungsausgleich

*Ruhe und Entspannung kann man auf vielen Wegen erreichen*

Wenn man an Stressmanagement denkt, fällt vielen als erstes Entspannung ein. Da Stress häufig mit Anspannung verbunden ist, liegt es nahe, Entspannung als Gegenpol anzusehen. Tatsächlich kann es sehr hilfreich sein, sich nach Phasen der Anspannung Ruhe zu gönnen, um dadurch neue Kraft und Energie zu tanken. Dabei ist es wichtig zu wissen, dass es viele Wege gibt, sich zu entspannen, und dass es nicht einen Königsweg gibt, der immer geeignet ist. Jugendliche sollten daher mit verschiedenen Möglichkeiten der Entspannung experimentieren, um herauszufinden, was ihnen persönlich am ehesten liegt.

*Unterscheidung zwischen systematischen und unsystematischen Entspannungszugängen*

Grundsätzlich kann man zwischen systematischen und unsystematischen Entspannungsverfahren unterscheiden. Zu den systematischen Entspannungsverfahren gehören Techniken wie beispielsweise die progressive Muskelentspannung, das autogene Training oder imaginative Verfahren, bei denen eine bestimmte Entspannungsmethode systematisch eingeübt wird. Beispielhaft wird dazu weiter unten die progressive Muskelentspannung vorgestellt. Daneben gibt es aber auch viele unsystematische Möglichkeiten, sich zu entspannen – beispielsweise indem man ein interessantes Buch liest, ein warmes Bad nimmt oder Musik hört.

*Die Wirkung kann bei verschiedenen Entspannungsmethoden ähnlich sein*

In einer eigenen Studie (Lohaus u. Klein-Heßling 2000) konnten wir zeigen, dass die unmittelbaren Entspannungswirkungen (auf die Pulsfrequenz, den Blutdruck und das psychische und physische Wohlbefinden) bei systematischen und unsystematischen Entspannungsverfahren vergleichbar sind. Um also Ruhe und Entspannung zu finden, muss nicht zwingend eine systematische Entspannungstechnik erlernt werden. Auch Musik hören oder Lesen kann hilfreich sein. Bei der Auswahl einer Entspannungsmethode kommt es lediglich darauf an, für sich persönlich herauszufinden, was als entspannend empfunden wird – und Zeitfenster zu schaffen, die Raum für Entspannung geben.

*Durch bewusste Anspannung zur Entspannung*

Als ein Beispiel für eine systematische Entspannungstechnik soll in diesem Buch die progressive Muskelentspannung vorgestellt werden (auch als progressive Muskelrelaxation, kurz: PMR, bekannt). Dabei handelt es sich um eine Methode, die von dem US-amerikanischen Physiologen Edmund Jacobson Anfang der 1930er-Jahre eingeführt wurde. Jacobson beobachtete, dass Zustände wie Unruhe, Angst oder Stress mit einer Anspannung der Muskulatur einhergehen. Eine Entspannung der Muskulatur dagegen bedeutet vor allem ein Gefühl der Ruhe. Außerdem bemerkte Jacobson, dass auf eine kurzzeitige Anspannung einer Muskelgruppe mit der

Zeit eine vertiefte Entspannung folgt. Darauf aufbauend entwickelte Jacobson sein Entspannungsverfahren, bei dem einzelne Muskelgruppen nacheinander zunächst an- und schließlich bewusst entspannt werden. Seine Patienten sollten dabei genau auf die Unterschiede zwischen der An- und Entspannung achten. Diese sehr einfache Technik findet bis heute in vielen Bereichen Anwendung. Sie lässt sich leicht erlernen. Vor allem bei Jugendlichen, die sich schlecht auf Fantasiereisen einlassen können, ist die progressive Muskelrelaxation angebracht. Aber auch alle anderen können von ihr profitieren.

Grundprinzip der progressiven Muskelrelaxation ist also das abwechselnde An- und Entspannen einzelner Muskelgruppen, wodurch ein Gefühl der Entspannung entsteht. Das Anspannen der Muskeln wird dazu in Metaphern eingebettet (z. B.: „Du ballst deine Hand zu einer Faust, als würdest du eine Zitrone ausquetschen wollen"). Jeder Muskel wird für etwa fünf bis sieben Sekunden angespannt und dann bewusst entspannt. Dies wird in der Regel mindestens einmal wiederholt. Die Aufmerksamkeit wird dabei immer wieder auf die einzelnen Muskelgruppen und das unterschiedliche Gefühl der An- und Entspannung geführt.

*Grundprinzip der PMR: Anspannen und Entspannen von Muskelgruppen*

Am Anfang sollte die progressive Muskelentspannung ausführlicher angewendet werden. Wird sie in dieser Form beherrscht, lässt sich die Durchführungsdauer verkürzen. Wir schlagen vor, zunächst mit acht Muskelgruppen zu beginnen: Hände, Arme, Schultern, Gesicht, Bauch, Rücken, Beine, Füße. Wurden die entsprechenden Übungen einige Male durchgeführt, können bei weiteren Durchgängen auch mehrere Muskelgruppen gleichzeitig an- und wieder entspannt werden. So lassen sich beispielsweise Hände, Arme und Schultern gemeinsam ansprechen. Im Folgenden findet sich ein Beispiel für eine Anleitung zur progressiven Muskelrelaxation.

*Durch Training zunehmend verkürzte Durchführung möglich*

## Progressive Muskelrelaxation

Ich werde dir nun eine Geschichte vorlesen, mit deren Hilfe du dich besser entspannen kannst. Ich werde dir immer ganz genau sagen, was du dabei machen sollst.

Du liegst ganz bequem auf deinem Rücken. Deine Beine liegen nebeneinander. Deine beiden Arme liegen ganz locker neben deinem Körper. Du hast die Augen geschlossen oder schaust auf einen Punkt an der Decke. Du atmest ruhig ein … und aus, ein … und aus. Nun ballst du deine rechte Hand zu einer Faust. Stell dir dabei vor, dass du eine Zitrone zusammendrückst. Du quetschst den gesamten Saft heraus, so kräftig ballst du deine Hand zur Faust. Achte auf die Anspannung in deiner Hand und in deinem Arm. Lass die Zitrone nun fallen und lass locker. Achte darauf, wie deine Hand sich nun anfühlt. Deine Hand ist ganz entspannt.

Nimm eine neue Zitrone in deine rechte Hand. Balle deine rechte Hand wieder zu einer Faust und quetsche den Saft aus der Zitrone. Ganz kräftig drückst du die Zitrone aus. Achte wieder auf die Anspannung in deinem Arm und deiner Hand. Atme dabei ruhig weiter ein und aus. Und nun lass die Zitrone fallen und lass locker. Wie fühlt sich deine Hand nun an?

Wiederhole das Ganze mit deiner linken Hand. Nimm auch in diese Hand eine Zitrone, und jetzt balle deine linke Hand ganz kräftig zu einer Faust. Achte auf die Anspannung in deiner Hand und deinem Arm, während du die Zitrone kräftig ausquetschst. Und nun lass die Zitrone fallen und lass locker. Genieße die Entspannung in deiner Hand. Wie fühlt sich der Unterschied zu der vorherigen Anspannung an?

Und noch einmal: Balle deine linke Hand zu einer Faust und quetsche den Saft aus der Zitrone. Achte wieder auf die Anspannung in deinem Arm und in deiner Hand. Hast du den ganzen Saft herausgepresst? Dann lass die Zitrone nun fallen und öffne deine linke Hand wieder. Sie ist nun ganz locker und entspannt.

Nun geht es um deine Arme. Drücke deine Arme kräftig in den Boden, als würdest du ein Loch in den Boden drücken wollen. Spanne deine Armmuskeln dabei kräftig an. Spüre, wie deine Muskeln von der Anstrengung ein wenig zu zittern anfangen. Und locker lassen. Genieße, wie sich die Entspannung in deinen Armen ausbreitet.

Drücke nun erneut deine Arme kräftig in den Boden, als würdest du ein Loch hineindrücken wollen. Achte dabei auf deine angespannten Muskeln. Und locker lassen. Wie fühlen sich deine Arme jetzt an? Merkst du die Entspannung in deinen Armen? Lass deine Arme noch eine Weile ganz locker neben deinem Körper liegen.

Wir kommen jetzt zu deinen Schultern. Stell dir vor, du wärst eine Schildkröte. Du sitzt draußen im Sand und entspannst dich in der warmen Sonne. Plötzlich spürst du einige warme Regentropfen in deinem Gesicht. Schnellst ziehst du deinen Kopf unter deinen schützenden, sicheren Panzer. Ziehe deine Schultern ganz weit nach oben bis zu den Ohren. Halte die Anspannung noch etwas fest. Spüre die Anspannung in deinen Schultern und deinem Nacken. Nun kommt erneut die Sonne heraus, und du kannst wieder locker lassen. Achte auf die entspannten Muskeln in deinen Schultern. Deine Schultern sind nun ganz entspannt.

Erneut spürst du einen Regentropfen und ziehst deinen Kopf wieder schnell in den Panzer. Schiebe deine Schulter wieder so weit nach oben, wie du kannst. Achte darauf, wie sich deine Muskeln in den Schultern und im Nacken anspannen. Da kommen auch schon die warmen Sonnenstrahlen zurück, und du kannst wieder locker lassen. Spüre die angenehme Wärme in deinen Schultern. Deine beiden Schultern fühlen sich angenehm entspannt an.

Nun kommen wir zu deinem Gesicht. Ziehe mit deinem Gesicht eine Grimasse, sodass sich dein gesamtes Gesicht zu deiner Nasenspitze hin bewegt. Kneife die Augen dabei ganz fest zu, rümpfe deine Nase und spitze deinen Mund. Achte darauf, wie es in deinem ganzen Gesicht zieht. Und locker lassen. Spüre die Entspannung und Wärme in deinem Gesicht. Achte auf den Unterschied zwischen An- und Entspannung.

Noch einmal ziehst du dein Gesicht zu einer Grimasse. Beiße dieses Mal noch deine Zähne ganz fest zusammen. Deine ganzen Gesichtsmuskeln sind nun angespannt. Halte die Anspannung einen Moment. Und locker lassen. Achte erneut auf den Unterschied zwischen An- und Entspannung in deinem Gesicht.

Spanne nun deinen Bauch an, sodass er ganz fest wird. Dein Bauch ist jetzt so fest angespannt, dass sich jemand auf ihn stellen könnte. Deine Bauchmuskeln fühlen sich ganz hart und fest an. Und wieder locker lassen. Wie fühlt sich dein Bauch jetzt im entspannten Zustand an? Atme ganz ruhig und entspannt weiter.

Spanne deinen Bauch erneut an, als ob sich jemand drauf stellen möchte. Spanne deine Muskeln ganz kräftig an. Halte die Spannung … Und locker lassen. Dein Bauch fühlt sich nun ganz angenehm entspannt an.

Stelle dir vor, du bist eine Brücke. Drücke dafür deinen Bauch nun nach oben, sodass du mit dem Rücken ein Hohlkreuz bildest. Dein Bauch streckt sich weit nach oben. Achte darauf, wie sich deine Muskeln anfühlen und vielleicht vor Anstrengung bereits etwas zittern. Und locker lassen. Konzentrierte dich darauf, was du jetzt in den Muskeln spürst.

Drücke den Bauch erneut nach oben, als würdest du damit eine Brücke bilden. Drücke den Bauch weit nach oben und mache dabei ein Hohlkreuz. Halte die Spannung. Und locker lassen. Dein Bauch und dein Rücken fühlen sich nun ganz angenehm entspannt an. Achte darauf, wie sich dein Bauch und dein Rücken anfühlen.

Wandere in Gedanken nun in deinem Körper weiter nach unten zu deinem rechten Bein und deinem rechten Fuß. Stelle dir vor, du möchtest dich ganz groß machen. Dafür streckst du dein rechtes Bein und deinen rechten Fuß ganz weit. Spanne deine rechten Beinmuskeln dabei kräftig an. Merke, wie sie ganz hart werden. Und locker lassen. Achte darauf wie sich dein rechtes Bein anfühlt. Merkst du die angenehme Entspannung?

Und nun streckst du dein linkes Bein und deinen linken Fuß ganz weit. Spanne auch deine linken Beinmuskeln kräftig an. Halte die Spannung in deinem Bein und achte darauf, wie es in deinen Muskeln zieht. Und locker lassen. Spüre dem Unterschied zwischen An- und Entspannung nach. Atme dabei ganz ruhig und gleichmäßig ein … und aus.

Noch ein letztes Mal: Spanne nun beide Beine und Füße an. Strecke sie so weit nach unten, wie du kannst. Spürst du, wie hart und angespannt deine Muskeln sind? Und locker lassen. Du spürst, wie warm und entspannt deine Beine und Füße nun sind.

Genieße noch für eine Weile die angenehme Entspannung. Gehe noch einmal deinen Körper durch. Wie fühlen sich deine Hände an … deine Arme … deine Schultern … dein Gesicht … dein Bauch … dein Rücken … deine Beine?

Allmählich kommst du zurück ins Hier und Jetzt. Atme dafür tief ein … und aus … tief ein … und aus. Jetzt rekelst und streckst du dich … und öffnest die Augen. Du bist jetzt ganz frisch, entspannt und ausgeruht.

*Am Anfang können Instruktionen zum Anhören hilfreich sein*

Gerade am Anfang kann es nützlich sein, der Anleitung zur progressiven Muskelentspannung zuzuhören, während man die Übungen durchführt. Entsprechende Trainings-CDs sind im Handel erhältlich oder werden von einigen Krankenkassen auch kostenfrei zur Verfügung gestellt. Eine hilfreiche Idee kann aber auch sein, sich die Instruktionen selbst als Audiofile aufzunehmen und dann anzuhören. Dabei kann man auch herausfinden, welches Tempo man persönlich für besonders passend hält. Später kann man dann auch ohne externe Anleitung die einzelnen Muskelgruppen anspannen und entspannen.

*Signalwörter zum späteren Auslösen des Entspannungszustandes*

In die Entspannungsinstruktion lassen sich Signalwörter einbauen. So lautet beispielsweise in unserem obigen Beispiel das Kommando für die Entspannung der Muskeln: „Und locker lassen." Durch ein dauerhaftes Training kann das eingeübte Signal („locker lassen") mit einem Gefühl der Entspannung und Ruhe verknüpft (konditioniert) werden. Später kann es dann in besonders belastenden Situationen bereits helfen, sich dieses Signalwort innerlich vorzusagen.

*Playlisten zur Entspannung und zum Abreagieren*

Zum Belastungsausgleich eignen sich nicht nur Verfahren, die unmittelbar zu Ruhe und Entspannung führen. Es gibt auch die Möglichkeit, sich abzureagieren, um dadurch Spannungen abzubauen und anschließend besser zur Ruhe zu finden. Dies kann beispielsweise mit Sport gelingen, indem der Körper während der sportlichen Aktivitäten auf Touren gebracht wird, um dadurch Anspannungen abzubauen. Auch bestimmte Formen der Musik (wie Heavy Metal etc.) oder der Musikproduktion (wie Schlagzeug) können in diesem Sinne wirken, da man sich dadurch abreagieren kann. Für Jugendliche kann es dementsprechend interessant sein, die eigene Musiksammlung zu durchforsten und dabei Musikstücke zu identifizieren, die eher geeignet sind, um Ruhe und Entspannung zu finden, und die besonders geeignet sind, um sich abzureagieren. Denkbar wäre es dann, Playlisten zu erstellen, die man je nach Stimmung zur Entspannung oder zum Abreagieren hören kann.

Grundsätzlich ist es zu kurz gegriffen, Stressbewältigung mit Entspannung gleichzusetzen. Vor allem Anspannungen lassen sich sicherlich durch Entspannungsmethoden reduzieren. Es gibt aber viele Problemsituationen, die Stress erzeugen, für die Entspannung nicht die optimale Lösung ist. So kann die Ankündigung einer Prüfung erheblichen Stress erzeugen, aber es ist unmittelbar einleuchtend, dass es hier nicht hilft, sich nur zu entspannen. Hier wäre eher Lernen angesagt, wobei Entspannung zum Belastungsausgleich sicherlich zusätzlich oder anschließend nützlich sein kann. Es ist jedoch erkennbar, dass Entspannung hier nur in Kombination mit anderen Maßnahmen hilfreich sein wird. Zu einer erfolgreichen Stressbewältigung können daher – neben der Entspannung – vielfältige andere Maßnahmen (wie Zeitmanagement, Problemlösen etc.) gehören.

*Nicht immer ist Entspannung die optimale Lösung zur Stressreduktion*

## 5.9 Ressourcen nutzen: Auf eigene Stärken besinnen und Hilfe in Anspruch nehmen

Um schwierige Situationen zu meistern, braucht man geeignete Ressourcen. Die Ressourcen können in eigenen Fähigkeiten und Fertigkeiten begründet sein. Wenn man selbst aber nicht über geeignete Mittel verfügt, um ein Problem zu bewältigen, kann man auch andere Menschen um Unterstützung bitten. Man kann also zwischen individuellen (eigenen) und sozialen (fremden) Ressourcen unterscheiden, die bei der Stressbewältigung helfen können. Auf beide Quellen von Ressourcen soll im Folgenden näher eingegangen werden.

*Individuelle und soziale Ressourcen zur Stressbewältigung nutzen*

Zunächst einmal kann man davon ausgehen, dass nicht jeder Mensch über gleiche Ressourcen verfügt. So können beispielsweise die intellektuellen Fähigkeiten unterschiedlich sein. Wer über bessere Fähigkeiten zur Informationsverarbeitung verfügt, kann möglicherweise eine Problemsituation schneller erfassen und auch schneller eine geeignete Lösung finden. Auch die Fähigkeit, sich in eine andere Person hineinzuversetzen, kann individuell unterschiedlich ausgeprägt sein. Wer jedoch schneller die Sichtweise einer anderen Person nachvollziehen kann, könnte in sozialen Situationen im Vorteil sein. Man kann also davon ausgehen, dass wahrscheinlich jeder seine individuellen Stärken und Schwächen hat.

*Individuelle Unterschiede bei den verfügbaren Ressourcen*

Aus der Alternsforschung stammt das SOK-Modell (Baltes u. Baltes 1990), das zeigt, wie man im Alter mit abnehmenden Ressourcen umgehen kann. Viele ältere Menschen erleben Einbußen

*Selektion, Optimierung und Kompensation zur Stressbewältigung*

*Selektion: Auswahl erreichbarer Ziele*

*Optimierung: bestmögliche Nutzung eigener Stärken*

*Kompensation: Suche nach Strategien zum Ausgleich eigener Schwächen*

in ihren psychischen und physischen Kompetenzen und müssen lernen, damit umzugehen. Das SOK-Modell geht davon aus, dass dabei drei Komponenten hilfreich sind: Selektion (S), Optimierung (O) und Kompensation (K). Selektion bedeutet dabei, dass eigene Ziele, Erwartungen und Wünsche verändert werden können, wenn sie nicht (mehr) erreichbar sind. Optimierung steht dafür, vorhandene Handlungsmittel und Ressourcen optimal zu nutzen. Kompensation bedeutet wiederum, neue Handlungsmittel zu schaffen und zu nutzen (z. B. durch Training). Dieses Modell ist grundsätzlich nicht nur im hohen Alter, sondern in jedem Altersabschnitt anwendbar.

Im Jugendalter kann dies bedeuten, eigene Ziele, Erwartungen und Wünsche so zu bestimmen, dass sie mit den eigenen Ressourcen erreichbar sind. Wenn jemand absolut unmusikalisch ist, wäre es beispielsweise unklug, von einer Karriere im Musikbusiness zu träumen (und diesem Traum hinterherzujagen). Es ist also sinnvoll, sich eigener Stärken (und Schwächen) bewusst zu werden und dies bei der Festlegung eigener Ziele, Erwartungen und Wünsche zu berücksichtigen. Dazu gehört natürlich auch, sich selbst mit diesen Stärken und Schwächen zu akzeptieren (auch wenn es selbstverständlich möglich ist, an Schwächen zu arbeiten).

Wenn man seine Stärken und Schwächen kennt, kann man versuchen, dieses Profil optimal zu nutzen. Wer über gute mathematische Kompetenzen verfügt, aber Probleme mit dem Erlernen von Fremdsprachen hat, sollte beispielsweise schulisch eher einen Schwerpunkt in den mathematisch-naturwissenschaftlichen Bereich legen (z. B. wenn sich Wahlmöglichkeiten ergeben). Es ist insgesamt weniger Stress zu erwarten, wenn man mit Situationen konfrontiert ist, die sich mit den eigenen Kompetenzen gut bewältigen lassen. Ideal ist also eine gute Passung zwischen den Anforderungen, mit denen jemand konfrontiert ist, und seinen Bewältigungskompetenzen.

Kompensation bedeutet wiederum, die eigenen Schwächen bestmöglich auszugleichen. Dies ist zwar nicht immer, aber häufig möglich: So kann man beispielsweise durch gezieltes Training bewusst solche Dinge verbessern, die einem eher schwerfallen. Man kann jedoch auch nach Möglichkeiten suchen, eigene Schwächen zu überspielen. Der Pianist Arthur Rubinstein verlangsamte beispielsweise im hohen Alter das Tempo vor schnellen Passagen. Durch den so erzeugten Kontrasteffekt erschienen diese Passagen nun wieder ausreichend schnell, obwohl er zunehmend Schwierigkeiten hatte, das eigentlich notwendige Tempo zu erreichen. Er konnte also – im wahrsten Sinne des Wortes – seine Schwächen überspielen. Es geht also nicht nur darum, Schwächen auszugleichen (z. B. durch Training), sondern auch Strategien zu entwickeln, um mit eigenen Schwächen umzugehen.

Gerade im Jugendalter ist es wichtig, seine Stärken und Schwächen kennenzulernen. Häufig geschieht dies bereits dadurch, dass Jugendliche sich verstärkt mit der eigenen Person auseinandersetzen. Die Entwicklung einer eigenen Identität und des Selbstkonzepts gilt als eine zentrale Entwicklungsaufgabe des Jugendalters (Flammer u. Alsaker 2002). Dabei geraten allerdings neben den Stärken auch die eigenen Schwächen verstärkt in den Blick. Umso wichtiger ist es gerade in diesem Lebensabschnitt, nicht nur auf eigene Schwächen zu fokussieren, sondern auch seine eigenen Stärken zu sehen und sich ihrer bewusst zu werden. Bei jedem Menschen gibt es Dinge, die er gut kann oder die er an sich besonders mag. Es ist eine wichtige Übung, sich diese Dinge immer wieder vor Augen zu führen und nicht nur an die negativen Seiten zu denken.

*Stärkere Fokussierung auf eigene Stärken und nicht auf eigene Schwächen*

Erst dann ist es möglich, gezielt auf eigene Stärken zu setzen und sie gewinnbringend für sich zu nutzen. Umgekehrt wird auch deutlich, welche individuellen Schwächen bestehen. Sich diese Schwächen eingestehen zu können, kann auch ein Zeichen von Stärke sein. Schließlich wird es erst dadurch möglich, mit ihnen umgehen zu lernen, da man sich bewusst damit auseinandersetzen kann, wie man seine Schwächen kompensieren oder Situationen bewältigen kann, in denen man seine Stärken nicht ausspielen kann.

*Sich auch Schwächen eingestehen zu können, kann ein Zeichen von Stärke sein*

Eine Möglichkeit, mit Schwächen umzugehen, ist die Suche nach sozialer Unterstützung. Wenn man ein Problem nicht allein und mit eigenen Ressourcen lösen kann, sollte man daran denken, sich Unterstützung zu suchen. Es kann dabei um direkte Unterstützung (z. B. Hilfe bei den Hausaufgaben) oder um indirekte Unterstützung (z. B. emotionale Unterstützung, um sich wieder besser zu fühlen) gehen. Beide Formen der Unterstützung können wichtig sein: Zwar scheint es auf den ersten Blick sinnvoller, sich um direkte Unterstützung zu bemühen, um ein anliegendes Problem aus der Welt zu schaffen. Manchmal ist zunächst aber indirekte Unterstützung in Form von Trost oder Zuspruch notwendig, damit man überhaupt wieder in der Lage ist, sich um die unmittelbar anstehenden Probleme zu kümmern. Vor allem Eltern und Geschwister (und weitere Verwandte wie die Großeltern) können bei der Suche nach Unterstützung für Jugendliche eine wichtige Rolle übernehmen, aber auch Gleichaltrige und Freunde sind hier von großer Bedeutung.

*Suche nach sozialer Unterstützung als Möglichkeit, mit eigenen Schwächen umzugehen*

Neben den individuellen Ressourcen bzw. Stärken haben Jugendliche also auch soziale Ressourcen, die sie für sich nutzen können. In einer Studie von Schmid und Antes (2013), an der 2.396 Schülerinnen und Schüler im Alter zwischen 12 und 18 Jahren aus Baden-Württemberg teilnahmen, gaben beispielsweise 98% der Jugendlichen an, dass ihnen Freundschaften zu Gleichaltrigen wichtig sind. Die meisten Jugendlichen geben dabei an, mindestens ein oder zwei gute

*Viele – aber nicht alle – Jugendliche sind in Gleichaltrigennetzwerke eingebunden*

*Auch institutionelle Unterstützung steht für Jugendliche zur Verfügung*

*Nutzung von Möglichkeiten, soziale Netze aufzubauen*

Freunde zu haben. Auf der anderen Seite berichten jedoch auch 20% der Befragten, dass dies für sie nicht zutrifft. Man kann also davon ausgehen, dass nicht alle Jugendlichen in Gleichaltrigennetzwerke eingebunden sind. Dies bedeutet jedoch nicht unbedingt, dass diese Jugendlichen nicht über soziale Ressourcen verfügen, da vielfache Kompensationsmöglichkeiten (z. B. innerhalb der Familie) bestehen.

Für Jugendliche kann es wichtig sein, sich klarzumachen, dass es vielfältige soziale Ressourcen gibt, die neben dem persönlichen Netzwerk zur Verfügung stehen. Wenn gerade keine vertraute Person erreichbar ist, die man wegen eines Problems ansprechen kann, oder wenn man sich nicht traut, ein bestimmtes Problem in seinem unmittelbaren Umfeld anzusprechen (z. B. weil man es für peinlich hält, darüber zu sprechen), gibt es viele weitere Möglichkeiten, Unterstützung zu bekommen. Dazu gehören beispielsweise Beratungsstellen, an die sich Jugendliche wenden können, aber auch niederschwellige Angebote (z. B. anonyme Onlineberatung). Es kann sinnvoll sein, mit Jugendlichen über derartige Anlaufstellen zu sprechen oder Informationsmaterial zur Verfügung zu stellen, damit jedem Jugendlichen klar ist, dass es vielfache Unterstützungsangebote für alle Lebenslagen gibt und dass man mit Problemen nicht allein gelassen wird. Auf institutionelle Hilfen wird weiter unten noch ausführlicher eingegangen (s. ▶ Kap. 6).

Da fast allen Jugendlichen Freundschaften zu Gleichaltrigen wichtig sind, kann es für Jugendliche zum Stressempfinden beitragen, nur wenig Freunde und soziale Kontakte zu haben. Gleichzeitig entfällt dadurch eine Quelle zur sozialen Unterstützung bei Stress. Es kann also auch sinnvoll sein, mit Jugendlichen zu überlegen, wie soziale Kontakte aufgebaut oder intensiviert werden könnten. Dazu kann beispielsweise gehören, verstärkt an Aktivitäten teilzunehmen, bei denen die Wahrscheinlichkeit hoch ist, mit anderen Jugendlichen in Kontakt zu kommen. Dies muss nicht immer Mannschaftssport sein; es geht viel eher darum, Aktivitäten zu finden, die den eigenen Neigungen und Stärken entsprechen – zumal diese die Chance erhöhen, dort Jugendliche mit gleichen Interessen kennenzulernen. Darüber hinaus gilt es, die sozialen Kompetenzen zu stärken, falls darin der Grund für die geringen Sozialkontakte zu suchen ist. Dies bedeutet, dass Jugendliche lernen müssen, Gespräche zu beginnen und aufrechtzuhalten, Komplimente zu machen und Komplimente zu akzeptieren, Nein zu sagen und Gefühle offen zum Ausdruck zu bringen etc. (Jugert, Rehder, Notz u. Petermann 2013). Zum Aufbau sozialer Kompetenzen gibt es eigene Ratgeberliteratur und Trainingsprogramme, die sich an Jugendliche richten (Hinsch u. Pfingsten 2007; Hinsch u. Wittmann 2010; Petermann u. Petermann 2010).

> **Fazit**
>
> Insgesamt sollte deutlich geworden sein, dass vielfältige Maßnahmen dazu beitragen können, das Stresserleben im Jugendalter zu reduzieren. Man kann davon ausgehen, dass nicht jede Maßnahme in jedem individuellen Fall nützlich ist. Es ist vielmehr sinnvoll, verschiedene Maßnahmen auszuprobieren und die für die eigene Person hilfreichsten Maßnahmen weiter zu nutzen. Dazu ist es wichtig herauszufinden, wodurch das eigene Stresserleben am ehesten ausgelöst wird und welche Maßnahmen am ehesten nützen können, um hier Abhilfe zu schaffen.

Abschließend sollen noch einige Übungen beschrieben werden, die helfen können, akute Stressreaktionen effektiv abzubauen.

## 5.10   Schnelle Stresskiller

Wenn unser Gehirn „Alarm, Alarm!" schreit, übernimmt die Amygdala – ein Paar mandelkernförmiger Hirnareale im limbischen System – die Kontrolle über unsere Gefühle und Gedanken – und damit auch über unser Handeln. Die Amygdala ist mit dafür verantwortlich, dass akute physiologische und emotionale Stressreaktionen ausgelöst werden. Das rationale und vorausschauende Denken des präfrontalen Kortex tritt zurück (▶ Kap. 1). Für einige Situationen ist dieser körperliche Automatismus eher hinderlich, z. B. während der Einschlafsituation oder bei einer Klassenarbeit. Nachfolgend stellen wir deshalb einige Übungen und Interventionen vor, die helfen können, die „Alarmreaktion" unseres Körpers zu beenden.

- **5-4-3-2-1 Übung (nach Yvonne Dolan)**

Die Übung wird häufig in der Traumatherapie angewendet, um aus einem akuten Stresszustand herauszuführen. Ihr Ziel ist es, im Hier und Jetzt anzukommen, ruhiger zu werden und damit die Aktivitäten der Amygdala herunterzufahren.

   Im Tempo des eigenen Atems werden in Gedanken fünf blaue Dinge benannt, die man im Raum sieht: „Ich sehe eine blaue geöffnete Tasche, eine blaue Jacke, die am Haken hängt, eine blaue Vase, in der einige Blumen eingestellt sind, einen blauen Filzstift, der auf dem Tisch liegt, und draußen einen blauen Himmel." Anschließend lässt man den Blick ruhig schweifen und benennt in Gedanken vier rote Gegenstände, dann drei gelbe, zwei grüne und schließlich einen weißen Gegenstand.

Mit welcher Farbe man anfängt, spielt dabei keine Rolle. Es ist außerdem völlig in Ordnung, sich einmal zu verzählen oder etwas doppelt zu benennen.

### ■ Gedankenstopptechnik

Die Gedankenstopptechnik soll Grübeleien und aufsteigende Panikgedanken unterbrechen. In ihrer einfachen Variante schreit (!) man in Gedanken laut und entschlossen „Stopp!" und gibt sich anschließend selbst eine Anweisung: „Ich bleibe ruhig und schiebe diese Gedanken zur Seite. Jetzt konzentriere ich mich auf die Aufgabe." Oder: „Darüber mache ich mir heute Mittag Gedanken. Jetzt bleibe ich ruhig und spüre meinen ruhigen Atem." Auch kann man sich in Gedanken ruhig loben, wenn man es schafft, seine Gedanken und seine Aufmerksamkeit weg von Stressgedanken und hin zu einer positiven Fokussierung zu lenken: „Weiter so, ich bin mit meiner Aufmerksamkeit bei den Aufgaben der Klassenarbeit." Kommen die negativen Gedanken wieder, unterbricht man sie wieder mit einem lauten inneren „Stopp!".

### ■ Körperliche Empfindungen

Auch starke körperliche Empfindungen – wie das Gesicht kalt abwaschen oder eine kalte Dusche nehmen, Eiswürfel oder einen scharfen Bonbon lutschen, kaltes Wasser über die Pulsadern laufen lassen oder auch das Kneten eines Körperteils – können akute Stressreaktionen unterbrechen.

Insgesamt geht es bei diesen kurzen Übungen darum, stressreiche Gedanken zu unterbrechen und sich selbst zu beruhigen. Es sollte aber noch einmal betont werden, dass sicherlich nicht jede Übung für jeden Jugendlichen (oder Erwachsenen) geeignet ist: Es gilt vielmehr, dass man für sich selbst herausfinden muss, was im individuellen Fall hilfreich ist (und was nicht).

# Institutionelle Hilfen bei der Bewältigung von Problemen im Baustellenbetrieb

© Springer-Verlag GmbH Deutschland 2017
A. Lohaus, M. Fridrici, H. Domsch, *Jugendliche im Stress*,
DOI 10.1007/978-3-662-52861-7_6

*Viele Einrichtungen bieten Hilfe*

Nicht jeder Bauherr ist in der Lage, seine Baustelle ohne fremde Hilfe zum Erfolg zu führen. Deshalb gibt es Profis, die bei der Realisierung des eigenen Bauvorhabens beratend zur Seite stehen können. Das gilt auch für die „Baustelle Jugendalter": Es existieren verschiedene institutionelle Hilfen, also Angebote von professionellen Einrichtungen, die Jugendlichen und ihren Familien zu verschiedenen Fragen und Problemlagen Information, Beratung und Unterstützung bieten. So finden sich neben klassischen Beratungsstellen auch zunehmend Onlineangebote, die Rat und Hilfen gezielt für das Jugendalter aufbereitet zur Verfügung stellen.

## 6.1    Klassische Beratungs- und Unterstützungsangebote

*Gesetzlich verankertes Recht auf Hilfe*

In Deutschland haben Kinder und Jugendliche ein gesetzlich verankertes Recht auf Hilfe und Unterstützung. Dieses Recht ist im achten Sozialgesetzbuch (SGB VIII), dem sog. Kinder- und Jugendhilfegesetz, geregelt. Hier heißt es: „Jeder junge Mensch hat ein Recht auf Förderung seiner Entwicklung und auf Erziehung zu einer eigenverantwortlichen und gemeinschaftsfähigen Persönlichkeit" (§ 1 Abs. 1 SGB VIII). Zu den konkreten Aufgaben der Jugendhilfe gehören u.a. die Jugendarbeit, die auch die Jugendberatung umfasst (§ 11), sowie die Erziehungsberatung, die Kinder, Jugendliche und Eltern bei der Klärung und Bewältigung individueller und familienbezogener Probleme unterstützen soll (§ 28). Zur Wahrnehmung dieser Aufgaben sind in der Regel die Kreise und kreisfreien Städte (sowie – je nach Landesrecht – auch größere kreisangehörige Städte und Gemeinden) mit ihren Jugendämtern als Träger der öffentlichen Jugendhilfe verpflichtet. Das bedeutet also, dass entsprechende Anlaufstellen und Beratungseinrichtungen der Jugendhilfe in jedem Landkreis und jeder kreisfreien Stadt zu finden sind.

*Multiprofessionelle Teams zur Unterstützung von Jugendlichen in Erziehungsberatungsstellen*

Zu den wohl bedeutendsten „Anbietern" von Beratung und Unterstützung für Jugendliche zählen die Familien- und Erziehungsberatungsstellen. Hier stehen multiprofessionelle Teams aus Psychologinnen und Psychologen, Sozialpädagoginnen und Sozialpädagogen, Kinder- und Jugendlichenpsychotherapeutinnen und -therapeuten sowie verschiedenen anderen Berufsgruppen mit einem breiten Spektrum an Beratungs- und Hilfsangeboten zur Verfügung.

*Das Angebot von Erziehungsberatungsstellen*

Um einen Termin für ein erstes Gespräch zu vereinbaren, genügt in der Regel ein Telefonanruf. Manche Beratungsstellen bieten auch offene Sprechstunden an, zu denen man auch ohne Voranmeldung gehen kann, um ein erstes persönliches Gespräch zu führen.

Im ersten Gespräch geht es zunächst darum, gemeinsam mit den Ratsuchenden das vorliegende Problem genau zu erkunden und mögliche Ursachen für die beschriebenen Schwierigkeiten aufzudecken. Wenn möglich, werden bereits erste Ideen für Lösungswege entwickelt. Dann wird vereinbart, wie die weitere Zusammenarbeit gestaltet werden soll. Je nach Problemlage kann der Beratungsprozess sehr unterschiedlich ausfallen: Manchmal reicht den ratsuchenden Jugendlichen, Eltern oder Familien bereits ein einzelnes Gespräch, um neue Perspektiven zu entdecken und nächste Handlungsschritte zu planen. In anderen Fällen sind längere Beratungsprozesse für die Entwicklung angemessener Lösungen notwendig, die Gespräche in verschiedenen Settings umfassen können: Gespräche mit den Eltern oder einzelnen Elternteilen, Gespräche mit den Jugendlichen selbst, Familiengespräche – auch mit Geschwistern oder anderen Angehörigen – sowie ggf. Gespräche mit anderen wichtigen Bezugspersonen. Viele Erziehungsberatungsstellen bieten zudem auch therapeutische Hilfen für Kinder und Jugendliche an.

Egal, wie viele Termine in der Erziehungsberatungsstelle vereinbart werden: Die Beratung und Hilfe ist und bleibt für die Ratsuchenden kostenfrei! Dies ergibt sich aus dem o.g. gesetzlich verankerten Recht auf Hilfe, das die Jugendhilfeträger dazu verpflichtet, entsprechende Beratungsangebote bereitzustellen und zu finanzieren. So betreiben viele Landkreise und kreisfreie Städte eigene Beratungsstellen; andere beauftragen freie Träger (wie Caritas, Diakonie oder AWO) mit der Erziehungsberatung.

*Erziehungsberatung ist kostenfrei*

Unabhängig von der Trägerschaft der Beratungsstelle gilt in der Erziehungsberatung – neben der Kostenfreiheit – ein weiteres, grundlegendes Arbeitsprinzip: die Vertraulichkeit. Die Mitarbeiterinnen und Mitarbeiter der Beratungsstellen unterliegen der gesetzlichen Schweigepflicht. Das bedeutet, dass sie ohne Einwilligung der Ratsuchenden nicht mit anderen Personen oder Institutionen über die Beratung sprechen dürfen. Nur so kann sich eine vertrauensvolle Beziehung zwischen den Ratsuchenden und ihrer Beraterin bzw. ihrem Berater entwickeln, zumal es in der Beratung häufig um sensible und sehr persönliche Themen geht.

*Beraterinnen und Berater unterliegen der Schweigepflicht*

Die Anlässe und Fragen, mit denen sich Jugendliche oder ihre Eltern bzw. Erziehungsberechtigen an die Beratungsstelle wenden, können sehr unterschiedlich sein. Häufige Probleme, mit denen sich Jugendliche und ihre Eltern an Erziehungs- und Familienberatungsstellen wenden, sind:

*Anlässe für die Erziehungsberatung*

- Streit zwischen Eltern und Jugendlichen,
- Stress im Umgang mit anderen Jugendlichen (bis hin zu Mobbing oder Cybermobbing),

- Umgang mit den besonderen Herausforderungen, die die Pubertät und die Ablösung vom Elternhaus mit sich bringen,
- spezielle Probleme wie Ängste, Essstörungen oder selbstverletzendes Verhalten,
- besondere familiäre Belastungen wie Trennung der Eltern, Arbeitslosigkeit oder der Tod eines Angehörigen.

*Beratung für Jugendliche auch ohne Wissen der Eltern*

Gerade für Jugendliche ist es dabei wichtig zu wissen, dass man auch ohne die Eltern eine Beratungsstelle aufsuchen kann. Die Eltern müssen nicht einmal davon erfahren. Im Sozialgesetzbuch heißt es: „Kinder und Jugendliche haben Anspruch auf Beratung ohne Kenntnis des Personensorgeberechtigten, wenn die Beratung auf Grund einer Not- und Konfliktlage erforderlich ist und solange durch die Mitteilung an den Personensorgeberechtigten der Beratungszweck vereitelt würde" (§ 8 Abs. 3 SGB VIII). Dies ist vor allem immer dann von Bedeutung, wenn Stress und Konflikte mit den Eltern selbst das Problem der Jugendlichen sind.

> **Beispiel**
>
> Benni ist 16 und hat Stress: Mit seinen Eltern versteht er sich momentan überhaupt nicht mehr. Er hat das Gefühl, ständig unter Druck zu stehen, weil nichts, was er tut, für seine Eltern gut genug zu sein scheint. Dauernd gibt es Streit wegen der Schule, und auch an Bennis Freunden haben die Eltern ständig etwas auszusetzen. Benni geht seinen Eltern nur noch aus dem Weg; ein offenes Gespräch ist seit Monaten nicht mehr möglich. Benni hat daraufhin allen Mut zusammengenommen und heimlich in der Erziehungsberatungsstelle seiner Heimatstadt angerufen. Dort trifft er sich nun bereits zum dritten Mal mit Herrn J., der mit Benni über dessen Sorgen und Probleme spricht und versucht, ihn beim Auffinden einer passenden Lösung zu unterstützen. Im heutigen Gespräch wird Benni klar, dass es wohl das Beste wäre, die Eltern demnächst zu einem gemeinsamen Gespräch in die Beratungsstelle einzuladen. Zusammen mit Herrn J. macht Benni deshalb einen Plan, wie er es schaffen kann, seine Eltern in den nächsten Tagen darauf anzusprechen.

*Grenzen der Schweigepflicht*

Wenngleich bei der Beratung von Jugendlichen die Schweigepflicht auch gegenüber deren Eltern gilt, so ist es doch ein häufiges Ziel, die Jugendlichen im Verlauf der Gespräche so weit zu stärken, dass sie sich in der Lage fühlen, sich ihren Eltern gegenüber zu öffnen und diese nach Möglichkeit in den Beratungsprozess einzubeziehen. Darüber hinaus gilt, dass die Schweigepflicht der Mitarbeiterinnen und Mitarbeiter von Beratungsstellen immer dann aussetzt, wenn eine Selbst- oder Fremdgefährdung besteht. Das heißt: Wenn Jugendliche eine Gewalttat androhen (= Fremdgefährdung) oder akut suizidgefährdet sind (= Selbstgefährdung), sind die Beraterinnen und Berater berechtigt, auch ohne Einwilligung der Jugendlichen Hilfe einzuschalten, um die Gefährdung abzuwenden. Ähnliches gilt bei einer Gefährdung des Kindeswohls durch die Eltern: Auch hier kann bei ernstzunehmenden Hinweisen auf eine akute Gefahr für die betroffenen Jugendlichen ohne Einwilligung der Eltern das Jugendamt eingeschaltet werden.

> **Fazit**
> Bei persönlichen oder familiären Problemen bieten die Erziehungsberatungsstellen vor Ort ein breites Spektrum an Beratung und Unterstützung für Jugendliche und deren Bezugspersonen. Wichtige Prinzipien der Beratungsarbeit sind dabei Kostenfreiheit und Vertraulichkeit. Mehr Informationen über die Erziehungsberatung sowie eine praktische Suchfunktion zum Auffinden der richtigen Beratungsstelle in Ihrer Nähe finden Sie auf der Homepage der „Bundeskonferenz für Erziehungsberatung e. V." unter http://www.bke.de [Stand: 23.8.2016]

Neben den gesetzlich vorgeschriebenen Unterstützungs- und Beratungsangeboten der Jugendhilfe (dies sind – neben der soeben ausführlich beschriebenen allgemeinen Erziehungsberatung – u.a. auch die Jugendsozialarbeit, die Jugendgerichtshilfe, die durch das Jugendamt vermittelten aufsuchenden Hilfen für Familien sowie teilstationäre und stationäre Angebote der Jugendhilfe) existiert eine breite Palette themenspezifischer Angebote verschiedenster Träger, die sich mit ihrer Beratung und Hilfe mehr oder weniger gezielt auch an Jugendliche wenden. Die Verfügbarkeit solcher spezifischer institutioneller Hilfen kann regional jedoch deutlich unterschiedlich ausfallen. Während in größeren Städten oder Ballungsgebieten meist vielfältige Beratungsangebote vor Ort erreichbar sind, fällt die Auswahl in ländlichen Gebieten in der Regel deutlich geringer aus. Hier sollen zwei der häufigeren Angebote kurz beschrieben werden.

*Themenspezifische Beratungsstellen*

*Schulpsychologische Hilfe bei Schulproblemen*

Jugendliche mit Schulproblemen bzw. deren Eltern oder Lehrkräfte finden in schulpsychologischen Beratungsstellen Hilfe. Ähnlich wie in der Erziehungsberatung gehören in der Schulpsychologie Kostenfreiheit, Vertraulichkeit und Freiwilligkeit zu den grundlegenden Arbeitsprinzipien. Darüber hinaus zeichnen sich die Schulpsychologinnen und Schulpsychologen durch ihre neutrale Position zwischen Schule, Familie und Jugendhilfe aus. Auch hier können sich Jugendliche bei Bedarf ohne ihre Eltern Rat und Hilfe suchen. Typische Anlässe für eine schulpsychologische Individualberatung sind u.a.:

- Lern- und Leistungsprobleme,
- Teilleistungsdefizite wie Lese-Rechtschreib-Schwäche (LRS) oder Rechenschwäche (Dyskalkulie),
- Konzentrationsschwierigkeiten,
- Leistungsängste,
- Stress bei den Hausaufgaben,
- Probleme mit den Mitschülern, Schülermobbing,
- Fragen zur weiteren Schullaufbahn.

Schulpsychologinnen und Schulpsychologen unterstützen Jugendliche und ihre Eltern sowie – wenn eine entsprechende Entbindung von der Schweigepflicht vorliegt – die Lehrkräfte durch eine ressourcenorientierte und lösungsfokussierte Beratung. Bei Bedarf und nach Absprache setzen sie auch standardisierte, psychologische Testverfahren ein, um im Rahmen einer ausführlichen Diagnostik Aufschluss über den Lern- und Entwicklungsstand der Schülerinnen und Schüler zu bekommen. Die Ergebnisse dienen als Grundlage für die Entwicklung gezielter Förderempfehlungen. Schulpsychologische Beratungsstellen in Ihrer Nähe finden Sie im Internet unter http://www.schulpsychologie.de [Stand: 23.8.2016].

*Drogenberatung bei Substanzmissbrauch*

Ein ganz anderes Thema, das viele Eltern von Jugendlichen bewegt, ist der Konsum von Alkohol und Drogen. Wie bereits weiter oben in diesem Buch beschrieben (▶ Abschn. 2.1) machen viele junge Menschen gerade im Jugendalter erste Erfahrungen mit Alkohol, Nikotin oder auch illegalen Drogen (v.a. Cannabis). Die Gründe für den Substanzkonsum sind dabei vielfältig und reichen von Neugier und dem „Reiz des Verbotenen" über das Erleben von Zugehörigkeit bis hin zum Versuch, im Rausch positive Empfindungen zu schaffen, um Stress oder ungelöste Probleme zu vergessen. Dabei ist es für viele Familien schwierig einzuschätzen, ab wann ein Konsumverhalten als problematisch oder gar gefährlich einzuschätzen ist. Hier bieten viele Einrichtungen Rat und Hilfe. Die klassischen Drogenberatungsstellen (häufig auch als DROBS bekannt) haben dabei ihren primären Arbeitsauftrag im Bereich der illegalen Drogen, halten jedoch häufig auch spezielle Angebote für Jugendliche und ihre Eltern bereit. Darüber hinaus gibt es jedoch eine Vielzahl von Anlaufstellen, die auch im Umgang mit Alkohol- und/oder Nikotinkonsum beraten und unterstützen. Eine hilfreiche Suchfunktion für Einrichtungen im ganzen Bundesgebiet, die in Sachen Sucht und Drogen Hilfe und Beratung bieten, finden Sie auf der Homepage der Aktion „KEINE MACHT DEN DROGEN" unter http://www.kmdd. de/infopool-hilfe-und-beratung.htm [Stand: 23.8.2016].

## 6.2 Hürden auf dem Weg zu institutioneller Hilfe

Trotz des umfangreichen Angebots an institutionellen Hilfen ist die Inanspruchnahme entsprechender (Beratungs-)Einrichtungen durch Jugendliche eher gering. Meist sind es die Eltern oder andere Bezugspersonen, die sich an Beratungsstellen wenden, um Unterstützung im Umgang mit ihren jugendlichen Kindern zu bekommen oder um Hilfe für betroffene Jugendliche einzufordern. Jugendliche selbst – also ohne Wissen oder Unterstützung der Eltern – wagen nur selten den Gang in eine Beratungsstelle. In seiner statistischen Auswertung der Inanspruchnahme deutscher Erziehungsberatungsstellen berichtet Menne (2010) beispielsweise, dass 13,8% der Beratungen (von insgesamt 441.848 Beratungen im Jahr 2008) im Hinblick auf Jugendliche im Alter von 15 bis unter 18 Jahren durchgeführt wurden. Allerdings fanden nur etwa 23% dieser Beratungen vorrangig mit den Jugendlichen selbst statt; in allen anderen Fällen wurden die Eltern oder die ganze Familie beraten. Bei den jungen Erwachsenen ab einem Alter von 18 Jahren (die allerdings nur 6,5% der Beratungen in der Erziehungsberatung ausmachen) lässt sich immerhin schon etwa die Hälfte der betroffenen jungen Menschen vorrangig selbst beraten.

*Institutionelle Hilfen erreichen eher die Eltern*

Unsere Erfahrungen aus der praktischen Beratungsarbeit zeigen jedoch, dass Jugendliche sich durchaus gut auf persönliche Gespräche mit sozialpädagogischen oder psychologischen „Beratungsprofis" einlassen können – wenn sie denn erst einmal da sind! Es bedarf allerdings häufig einer erwachsenen Bezugsperson, die dafür sorgt, dass die schwierigste Hürde – der erste Kontakt zur institutionellen Hilfe – genommen wird. In den meisten Fällen sind nach dem ersten persönlichen Kennenlernen weitere Gesprächstermine, auch mit den Jugendlichen allein, kein Problem. Das gilt häufig selbst für solche Jugendliche, die zunächst unfreiwillig oder nur mit Widerstand in die Beratungsstelle gekommen sind.

*Sind Jugendliche erst einmal da, können Sie sich häufig gut einlassen*

**Beispiel**

Kenny ist 14 und hört nicht nur gern Rapmusik, sondern er ist auch selbst ein begeisterter Rapper. Sein Kleidungsstil ist für die Szene typisch: Kapuzenpulli, Baseball-Cap und (viel) zu weite Hosen. Seine Eltern haben ihn gegen seinen Willen zu einem Erstgespräch in eine Erziehungsberatungsstelle mitgenommen, weil sie das Gefühl haben, nicht mehr an ihren Sohn heranzukommen. Mit seiner Musik und seiner Kleidung können sie gar nichts anfangen. Sie sind außerdem sehr besorgt, weil viele von den Jugendlichen, mit denen Kenny seine Freizeit verbringt, schon deutlich älter sind als er, und sie befürchten, dass auch Drogen im Spiel sind. Während die Eltern dem Berater ihre Sorgen schildern, sitzt Kenny mit abweisendem Gesicht und verschränkten Armen auf seinem Stuhl, die Baseball-Cap tief ins Gesicht gezogen. Der Berater stellt ihm ab und zu auch eine Frage oder versucht, ihn ins Gespräch einzubeziehen – er nimmt es ihm aber offensichtlich gar nicht übel, wenn er nicht oder nur knapp antwortet. Außerdem scheint er nicht gleich einer Meinung mit den Eltern zu sein, was Kenny aufhorchen lässt. Als sich der Berater dann ihm allein zuwendet, ist Kenny zunächst ein wenig erschrocken (was er sich aber natürlich nicht anmerken lässt). Doch dieser Psychologe hält ihm weder einen Vortrag darüber, wie gefährlich Kiffen ist, noch fragt er ihn über seine Freunde aus. Nein – der Mann scheint sich wirklich für seine Musik zu interessieren und dafür, dass er eigene Texte schreibt. Während sie sich unterhalten, vergisst Kenny völlig, abweisend zu gucken, und als ihn der Berater am Ende fragt, ob Kenny sich vorstellen könnte, zu einem weiteren Gespräch auf Probe in die Beratungsstelle zu kommen – er kann auch jederzeit wieder gehen – da sagt er einfach ja.

*Warum Jugendliche so selten eine Beratungsstelle aufsuchen*

Was aber hält Jugendliche davon ab, sich bei Stress und Problemen ggf. auch selbst professionelle Unterstützung in einer Beratungsstelle zu suchen? Hier sind verschiedene Gründe möglich. Einerseits ist häufig die Sorge groß, dass die persönlichen Schwierigkeiten und Probleme nicht vertraulich behandelt werden. Wie wir bereits beschrieben haben, ist diese Sorge unbegründet, da die Mitarbeiterinnen und Mitarbeiter der Beratungsstellen unter Schweigepflicht stehen. Leider wissen aber nicht alle Jugendlichen davon; oder sie befürchten, dass zumindest ihre Eltern von einer Beratung auf jeden Fall erfahren würden. In vielen Fällen ist den Jugendlichen nicht einmal bekannt, dass sie überhaupt ohne die Begleitung ihrer Eltern Kontakt zu einer Beratungsstelle aufnehmen könnten. Andererseits stehen aber auch ganz pragmatische Hürden einem persönlichen Kontakt zur institutionellen Hilfe im Wege: So wissen viele Jugendliche nicht, wo und wie sie eine entsprechende Einrichtung finden und erreichen können, und lange Wege mit Bus oder Rad werden nicht gern in Kauf genommen.

Vor allem aber haben viele der von Stress und Problemen betroffenen jungen Menschen Angst vor einer Stigmatisierung, wenn bekannt werden sollte, dass sie die Hilfe einer professionellen Einrichtung in Anspruch genommen haben. Leider ist die Akzeptanz von sozialpädagogischen bzw. psychologischen Hilfen unter Jugendlichen nach wie vor gering. Insbesondere alles, was mit „Psychologie" und „Therapie" zu tun hat, wird von vielen Jugendlichen abgelehnt. Gleichzeitig sind sie meist nicht in der Lage (wie viele Erwachsene übrigens auch nicht), die verschiedenen Formen von Hilfe und Beratung zu unterscheiden. So werden Mitarbeiterinnen und Mitarbeiter verschiedenster (Beratungs-)Einrichtungen häufig vorschnell als „Psycho-Klempner" abgestempelt – und vertreten damit eine Form von Hilfe, die von vielen Jugendlichen als nicht angemessen bzw. nicht passend empfunden wird („Ich muss doch nicht zur Therapie!").

*Angst vor Stigmatisierung*

In Anlehnung an Flügge (1991, zitiert nach Nitsch 2012) müssen folgende Bedingungen erfüllt sein, damit Jugendliche eine Beratung aufsuchen:

*Voraussetzungen für eine Beratung, die ankommt*

- Die Jugendlichen müssen zunächst überhaupt ein Problem bzw. einen Hilfebedarf für sich wahrnehmen („Will ich überhaupt mehr Freunde haben – oder wollen das meine Eltern?").
- Das Problem muss von den Betroffenen als beeinflussbar bzw. veränderbar eingeschätzt werden („Lässt sich an meiner Ängstlichkeit überhaupt etwas ändern – oder ist die vererbt?").
- Hilfen müssen als verfügbar erkannt werden („Kann ich als Jugendlicher denn einfach in eine Beratungsstelle gehen? Ist das nicht eher was für Eltern?").
- Die Wege zur Hilfe müssen als praktikabel eingeschätzt werden („Das kostet zu viel Zeit. Ich habe eh schon keine Freizeit – dann habe ich ja noch mehr Stress").
- Die Hilfe muss aus Sicht der Jugendlichen als „selbstgemäß" bzw. angemessen eingeschätzt werden („Geht ein Typ wie ich denn zum Psycho-Klempner?").
- Der subjektive „Lustfaktor" der Hilfe muss positiv bewertet werden („Ich will mir doch kein stinklangweiliges Gelaber anhören …").

**6**

Insbesondere im Hinblick auf die letzten vier Bedingungen – Verfügbarkeit, Praktikabilität, Angemessenheit und „Lustfaktor" – steht mit dem Internet ein Medium zur Verfügung, welches Unterstützungs- und Beratungsangebote ermöglicht, die den Bedürfnissen jugendlicher Ratsuchender deutlich besser gerecht werden als klassische institutionelle Hilfen.

> **Fazit**
> „Entgegen bestehender Vorurteile sind Jugendliche und junge Erwachsene durchaus motiviert, Beratung in Anspruch zu nehmen", wie Wolf (2014) in seinem Beitrag über Jugendliche und junge Erwachsene in der Beratung resümiert. Klassische institutionelle Hilfen – z. B. Erziehungsberatungsstellen – erreichen jedoch eher die Eltern. Aus der Sicht von Jugendlichen gibt es eine Reihe von Hürden, die einem persönlichen Hilfegesuch in einer Beratungsstelle im Wege stehen.

## 6.3    Beratungsangebote im Internet

*Internet als attraktives Medium im Jugendalter*

Wie bereits an anderer Stelle dieses Buches dargestellt, nutzen Jugendliche das Internet sehr rege. Tatsächlich sind 14- bis 19-Jährige – im Vergleich mit allen anderen Altersgruppen – die aktivsten Internetnutzer überhaupt: Im Jahr 2015 gaben 98,4% dieser Altersgruppe an, regelmäßig „online" zu sein (Initiative D21 u. TNS Infratest 2015). Zum Vergleich: Zehn Jahre zuvor – im Jahr 2005 – waren es noch 84,8% (TNS Infratest u. Initiative D21 2005). 81% der 12- bis 19-Jährigen nutzen das Internet heute sogar täglich (Feierabend, Plankenhorn u. Rathgeb 2014; vgl. auch ▶ Kap. 3). Damit ist nicht nur sichergestellt, dass die Mehrheit der Zielgruppe überhaupt Zugriff auf mögliche Onlinehilfsangebote hat; die hohe Zahl von „Usern" unter den Jugendlichen zeigt auch, dass das Internet in dieser Altersgruppe ein sehr attraktives Medium ist. Dies ist deshalb erwähnenswert, weil auf der anderen Seite Themen wie Gesundheitsförderung oder Stressbewältigung aus Sicht vieler Jugendlicher eher uninteressant, ja „uncool" sind und nicht selten als ein Aufzwingen von Erwachsenenverhaltensweisen missverstanden werden. Die Bereitschaft, freiwillig an einem Anti-Stress-Trainingsprogramm o.ä. teilzunehmen, ist unter älteren Schülerinnen und Schülern entsprechend gering.

Das Internet aber bietet die Chance, mit attraktiv und altersgemäß gestalteten Angeboten das Interesse der Jugendlichen zu wecken. Begriffe wie „Infotainment" oder „Edutainment" geben dieser Idee einen Namen: Als eine Kombination aus Information bzw. Erziehung (engl.: education) und Unterhaltung (engl.: entertainment) sind entsprechende Internetseiten gut geeignet, auch solche Themen zu vermitteln, für die sich Jugendliche ansonsten kaum interessieren würden. Ein hohes Maß an Interaktivität sowie die Möglichkeit, sich ganz ohne Betreuung oder Aufsicht durch Erwachsene selbständig mit den angebotenen Inhalten auseinandersetzen zu können, fördern zugleich selbstbestimmtes Lernen, da die jugendlichen User im Internet selbst darüber entscheiden können, wann und wie ausführlich sie welche Information oder Aktivität nutzen möchten.

*Edutainment im Internet*

Es gibt allerdings bislang kaum deutschsprachige Internetangebote für Jugendliche, die sich explizit mit dem Thema Stress und Stressbewältigung im engeren Sinne befassen. Eine der wenigen Ausnahmen ist die Website http://www.snake-training.de [Stand: 23.8.2016], die ursprünglich als trainingsbegleitende E-Learning-Plattform zu dem Stresspräventionsprogramm SNAKE (**S**tress **N**icht **A**ls **K**atastrophe **E**rleben) konzipiert wurde (Fridrici u. Lohaus 2007; vgl. auch ▶ Abschn. 6.4). Wenngleich ein größerer Teil des Onlineangebots den Teilnehmerinnen und Teilnehmern der Trainings vorbehalten ist, finden Jugendliche auch auf den passwortfreien Seiten die wichtigsten Strategien gegen Stress. Im Mittelpunkt steht dabei das Problemlösen: Symbolisiert durch die Schlange SNAKE wird dargestellt, wie man die Lösung eines Problems systematisch angehen kann. Außerdem gibt es einen Selbsttest, in dem die Jugendlichen das Ausmaß ihres eigenen Stresserlebens mit dem anderer Schülerinnen und Schüler vergleichen können, und verschiedene Links und Kontakte verweisen zu weiterführenden Hilfs- und Beratungsangeboten. Als weiteres Beispiel ist die Website des Schweizer „feel-ok"-Netzwerks zu nennen, das unter http://www.feel-ok.ch [Stand: 23.8.2016] – neben vielen anderen Themen aus dem Bereich Gesundheitsförderung und Suchtvorbeugung – in der Sparte „Körper/Psyche" auch umfangreiche Information und Unterstützung speziell zum Thema Stress für Jugendliche zwischen 12 und 17 Jahren anbietet. Es werden verschiedene potenzielle Stresssituationen unter die Lupe genommen (Stress in der Familie, Schul- und Prüfungsstress, Stress mit Freunden) und angemessene Methoden zur Stressbewältigung aufgezeigt. Darüber hinaus stehen kostenfreie Begleitmaterialien für Lehrerinnen und Lehrer oder andere pädagogische Fachkräfte zur Verfügung, die das Onlineangebot als Schulprojekt oder in der freien Jugendarbeit nutzen möchten.

*Internetangebote zum Thema Stress und Stressbewältigung*

*Onlineberatungsangebote*

Häufiger als Seiten zum Thema Stress im engeren Sinne findet man im Internet allerdings solche Plattformen, die ganz allgemein Hilfe und Unterstützung für Jugendliche in Stress- oder Problemsituationen anbieten. Hierbei handelt es sich meist um Beratungsangebote, bei denen die Jugendlichen „online" Kontakt zu speziell geschulten Ansprechpartnern aufnehmen können. Diese Kontaktaufnahme erfolgt meist per E-Mail oder in Chatrooms. Aber auch betreute Foren bieten die Möglichkeit, Fragen zu stellen und Rat sowie Unterstützung bei Stress oder Problemen zu finden. Beispielhaft sei hier das Webportal der Bundeskonferenz für Erziehungsberatung e.V. (BKE) genannt, die für jugendliche Ratsuchende unter http://www.bke-jugendberatung.de [Stand: 23.8.2016] neben moderierten Gruppenchats und Diskussionsforen auch individuelle Beratungen per E-Mail und sogar eine „Offene Sprechstunde" in Form von Einzelchats anbietet. Allein im Jahr 2014 haben sich gut 3000 Jugendliche für eine Nutzung des Onlineberatungsangebots der BKE registriert, wobei die Altersgruppe der 15- bis 18-Jährigen den größten Anteil ausmacht. Allerdings sind es immer noch vorwiegend Mädchen und junge Frauen, die hier Hilfe suchen: Der Anteil der männlichen Jugendlichen unter den Nutzern des BKE-Internetangebots liegt bei nur 15% (Bundeskonferenz für Erziehungsberatung 2014; vgl. auch Evangelou u. Marquardt 2014).

*Anonymität und Erreichbarkeit senken die Hemmschwelle*

Ein großer Vorteil von Onlineberatungsangeboten ist, dass die Hemmschwelle für eine Inanspruchnahme professioneller Hilfe im Internet deutlich geringer ist als bei einer Kontaktaufnahme mit realen Personen oder Institutionen. Jugendliche haben hier die Chance, sich bei Sorgen oder Problemen völlig anonym und unerkannt Rat und Unterstützung einzuholen. So ist auch beim oben bereits beschriebenen Angebot der BKE-Jugendberatung die vertrauliche Einzelberatung (per E-Mail oder im Einzelchat) besonders beliebt (Bundeskonferenz für Erziehungsberatung 2014). Darüber hinaus erfüllen Beratungsangebote im Internet in hohem Maße die Bedürfnisse der Jugendlichen im Hinblick auf die Praktikabilität der Hilfe: Eine E-Mail-Beratung beispielsweise kann auch vom eigenen Zimmer aus und zu jeder beliebigen Uhrzeit in Anspruch genommen werden.

*Jugendliche beraten Jugendliche*

Doch nicht nur Anonymität und einfache Erreichbarkeit machen eine Internetberatung auch für solche Jugendliche interessant, für die der Besuch einer klassischen Beratungsstelle niemals infrage käme. Auch die Möglichkeit des „Peer-Counselings", also des Austausches und der gegenseitigen Beratung unter Gleichaltrigen, ist für Jugendliche und junge Erwachsene attraktiv. Diese Form der Selbsthilfe wird erst durch moderne Kommunikationsplattformen wie Chatrooms und Foren ermöglicht, welche eine weitere bemerkenswerte Besonderheit des Internets darstellen. Hier können die jugendlichen User geschützt und anonym Fragen an Gleichaltrige stellen oder ihrerseits auf die Fragen der anderen Chat- und Forenteilnehmer antworten.

*Vorsicht vor unseriösen Foren: Verhaltenskodex und Moderatoren schaffen Sicherheit*

Es ist allerdings darauf hinzuweisen, dass sich insbesondere im Bereich der Internetforen – neben vielen hilfreichen Angeboten – auch einige als kritisch zu bewertende Plattformen entwickelt haben: In sogenannten Suizidforen beispielsweise tauschen Jugendliche Tipps aus, wie sie potenzielle Selbstmordversuche gestalten können; in „Pro-Ana-Foren" dagegen werden Essstörungen verherrlicht und „Brechtipps" oder andere Werbung für exzessiven Gewichtsverlust verbreitet. Von solchen Angeboten kann eine Gefährdung für entsprechend vorbelastete Nutzerinnen und Nutzer ausgehen. Die Betreiber seriöser Chats und Foren dagegen formulieren in der Regel einen klaren Verhaltenskodex für die Forenteilnahme, der entsprechende Beiträge verhindern soll, und benennen Moderatorinnen und Moderatoren, die die Einträge der Jugendlichen regelmäßig auf unsachgemäße Inhalte überprüfen und – falls notwendig – einzelne Beiträge löschen oder User sperren.

*Andere Jugendthemen im Netz*

Neben den allgemeinen, themenübergreifenden Onlineberatungsangeboten für Jugendliche gibt es schließlich noch eine Vielzahl von Webportalen, die sich mit den verschiedenen Teilbaustellen des Jugendalters beschäftigen. Dazu zählen beispielsweise Präventions- und Informationsangebote zu Themen wie Sucht, Gewalt oder Sexualität. Häufig wird auch auf diesen Internetseiten gleichzeitig eine Möglichkeit zur themenbezogenen Onlineberatung angeboten. Die Zahl entsprechender Websites ist mittlerweile so groß, dass eine ausführliche oder nur annähernd vollständige Auflistung aus Platzgründen nicht möglich ist; ◨ Tab. 6.1 enthält aber eine kleine Auswahl bekannter Angebote, die als Beispiel dienen sollen.

**Fazit**
Trotz möglicher Probleme und Gefahren, welche die zunehmende Digitalisierung des Alltags für die Entwicklung von Kindern und Jugendlichen mit sich bringt (▶ Kap. 3), ist das Internet doch ein wichtiges und wertvolles Medium zur Vermittlung institutioneller Hilfen bei Stress und Problemen. Insbesondere für Jugendliche sind Onlineangebote dank ihrer Anonymität und guten Erreichbarkeit eine wichtige Quelle bei der Suche nach Rat und Unterstützung.

**◻ Tab. 6.1** Ausgewählte Onlineangebote für Jugendliche

| Webadresse (URL) | Titel u. Institution | Themen u. Inhalte |
|---|---|---|
| **Internetseite zum Thema Stress und Stressbewältigung** | | |
| www.snake-training.de | SNAKE – Stress Nicht Als Katastrophe Erleben (Universität Bielefeld in Kooperation mit der Techniker Krankenkasse) | Stress – und was man dagegen tun kann: Mit Stress-Selbsttest für Jugendliche, Wissen zum Thema Stress und Tipps zur Stressbewältigung für alle. Außerdem: Umfangreiche E-Learning-Plattform für Schulprojekte oder als Begleitmaßnahme zum SNAKE-Stresspräventionsprogramm. |
| **Allgemeine Hilfs- und Beratungsangebote** | | |
| www.bke-jugendberatung.de | BKE-Jugendberatung (Bundeskonferenz für Erziehungsberatung e.V.) | Erfahrene Beraterinnen und Berater hören zu und helfen auf Wunsch – bei Problemen mit Eltern, Schule, Freunden oder der eigenen Person. Das Angebot umfasst Onlineberatung per E-Mail sowie Einzel-, Gruppen- und Themenchats. |
| www.junoma.de www.jugendnotmail.de | Jugendnotmail (jungundjetzt e.V.) | Onlinehilfe für Jugendliche zu vielfältigen Themen wie Schule, Sucht, Liebe und Sexualität oder Suizidgedanken. Mit Einzelonlineberatung, Themenchats und Foren. |
| **Ausgewählte Angebote zu spezifischen Themenschwerpunkten** | | |
| www.feel-ok.ch | Feel Ok (Schweizerische Gesundheitsstiftung RADIX) | Multithematisches Onlineangebot für Jugendliche zwischen 12 und 17 Jahren zur Förderung der Gesundheitskompetenz und Vorbeugung des Suchtmittelkonsums. Auch als Schulprojekt nutzbar. In der Schweizer Variante deutlich umfangreicher als auf der Deutschen Website (www.feelok.de). |
| www.time4teen.de www.polizeifürdich.de | Polizei für Dich (Polizeiliche Kriminalprävention der Länder und des Bundes) | Alles zum Thema Gesetze und Kriminalität – jugendgemäß aufbereitet. Außerdem: viele Infos, Tipps und Hilfsangebote zu verschiedensten Themenschwerpunkten. |
| www.loveline.de | Loveline.de (Bundeszentrale für gesundheitliche Aufklärung BZgA) | Alles zum Thema Sexualität und Liebe. Ein Liebeslexikon gibt Antworten auf die wichtigsten Fragen. Mit Expertenchat und Kontaktmöglichkeit zu Beratungsstellen. |
| www.drugcom.de | Drugcom.de (Bundeszentrale für gesundheitliche Aufklärung BZgA) | Jugendgerechtes Aufklärungs- und Informationsportal zum Thema Drogen und Sucht. Mit Selbsttest, Onlineberatungsangeboten und Kontakten zur Drogenberatung vor Ort. |
| www.youth-life-line.de | Youth-Life-Line: Im Leben bleiben! (Arbeitskreis Leben e.V.) | Onlineberatung zum Thema Suizidalität. Ein Team aus jugendlichen Peer-Beratern und therapeutischen Fachkräften hilft Jugendlichen in akuten Lebenskrisen. |
| www.youngwings.de | Onlineberatungsstelle YoungWings (Nicolaidis YoungWings Stiftung) | Onlineberatungsstelle für trauernde Kinder und Jugendliche im Alter von 12 bis 21 Jahren. Hilfe bei der Trauerbewältigung, wenn eine geliebte Bezugsperson verstorben ist. |

## 6.4    SNAKE – ein Stressbewältigungsprogramm für Jugendliche

Während viele institutionelle Hilfen vor allem für solche Jugendliche Unterstützung bieten, die auf einer oder mehrerer ihrer Teilbaustellen nicht mehr richtig klarkommen (also bereits von Stress und Problemen betroffen sind), verfolgen die sog. primärpräventiven Angebote ein anderes Ziel: Primärprävention bedeutet, bereits vor dem ersten Auftreten von Problemen anzusetzen und die Kompetenzen der Zielgruppe – hier: der Jugendlichen – präventiv soweit zu stärken, dass es gar nicht erst zu einem erhöhten Stress- und Belastungserleben kommt. Neben den bereits erwähnten Informationsplattformen im Internet, die für alle Jugendlichen zugänglich sind, zählen vor allem Gruppentrainingsprogramme zu den primärpräventiven Angeboten. Das Problem dabei ist jedoch, dass Jugendliche, die noch gar keinen besonderen Stress oder keine Probleme haben, von sich aus meist gar kein Interesse daran zeigen, an entsprechenden Präventionstrainings teilzunehmen. Viele Anbieter primärpräventiver Trainingsprogramme (z. B. Krankenkassen) nutzen deshalb das Setting Schule, um möglichst viele Jugendliche zu erreichen. Hier können die Trainings als besonderes Angebot im regulären Unterricht oder im Rahmen einer Projektwoche klassenweise durchgeführt werden, sodass ein hoher Anteil der Jugendlichen von dem Programm profitieren kann.

Bei den Stresspräventionsprogrammen für Jugendliche unterscheidet man zwischen *spezifischen* und *unspezifischen* Programmen (vgl. auch Beyer, Fridrici u. Lohaus 2007). Bei den *unspezifischen* Programmen macht die Vermittlung von Wissen und Methoden zum Thema Stress und Stressbewältigung nur einen Baustein von vielen aus: So umfassen beispielsweise viele Trainingsangebote zur Gesundheitsförderung, Suchtvorbeugung oder Prävention von psychischen Erkrankungen auch Elemente zur Stressbewältigung. Das Ziel ist dabei, durch eine Steigerung der Kompetenzen im Umgang mit Stress und Problemen die Gefahr zu reduzieren, dass Jugendliche auf unangemessene oder dysfunktionale Mittel zur Problembewältigung zurückgreifen (Substanzkonsum, Risikoverhalten o.Ä.). *Spezifische* Programme dagegen zielen unmittelbar auf eine Reduktion des Stresserlebens. Im Unterschied zu den unspezifischen Programmen, von der mittlerweile eine Vielzahl vorliegt, gibt es jedoch nur wenige Trainingsansätze für Jugendliche, die sich speziell dem Thema Stress und Stressbewältigung widmen.

Für den deutschsprachigen Raum ist hier vor allem das Stresspräventionsprogramm SNAKE (**S**tress **N**icht **A**ls **K**atastrophe **E**rleben) zu nennen, das sich vornehmlich an Schüler der 8. und 9. Klasse richtet. Das Training besteht in seiner ursprünglichen Fassung aus vier Trainingsmodulen (mit einem Umfang von jeweils vier Doppelstunden): Einem Basismodul und drei Ergänzungsmodulen. Darüber hinaus steht eine E-Learning-Plattform zur Verfügung, die trainingsbegleitend eingesetzt werden kann und vertiefende Inhalte sowie ergänzende, interaktive Übungseinheiten umfasst (Beyer u. Lohaus 2006; Lohaus, Fridrici und Maass 2009).

*Basismodul zum Problemlösen*

Das Basismodul umfasst jeweils die ersten vier Sitzungen und vermittelt zunächst Hintergrundwissen zum Thema Stress und Stressbewältigung. Die Jugendlichen bekommen einen Überblick über die verschiedenen Möglichkeiten, mit Stress umzugehen, und sie lernen, günstige von ungünstigen Stressbewältigungsstrategien zu unterscheiden. Vor allem aber wird ein Problemlöseansatz vermittelt und eingeübt (u.a. durch Rollenspiele und verhaltensbezogene Übungen), der eine übergeordnete Form der Stressbewältigung darstellt. Das Modell einer Stressschlange („SNAKE") symbolisiert dabei den fünfschrittigen Problemlöseprozess (vgl. auch ▶ Abschn. 5.4 in diesem Buch) – also den Weg, den das Problem nimmt, bevor es „verdaut" werden kann. Aufbauend auf das Basismodul wird in der Regel dann eines von drei Ergänzungsmodulen eingesetzt. Zur Auswahl stehen die Themen (a) Kognitive Umstrukturierung, (b) Soziale Unterstützung und (c) Entspannung und Zeitmanagement. Diese Ergänzungsmodule sind so gestaltet, dass sie auf der Grundlage des Problemlöseansatzes weitgehend unabhängig voneinander einsetzbar sind.

*Ergänzungsmodul zu kognitiven Strategien*

In dem Ergänzungsmodul zu kognitiven Strategien wird auf Möglichkeiten der kognitiven Umstrukturierung eingegangen. Es geht dabei sowohl um eine positivere Bewertung der Anforderungssituation als auch um eine positivere Bewertung der eigenen Person, da auch eine positivere Selbstsicht dazu beitragen kann, die Anforderungssituation und die eigenen Bewältigungsressourcen in einem positiveren Licht erscheinen zu lassen.

*Ergänzungsmodul zu Suche nach sozialer Unterstützung*

In dem Ergänzungsmodul zur Suche nach sozialer Unterstützung geht es nicht nur darum, soziale Unterstützung durch die unmittelbaren Bezugsgruppen in Schule, Familie und Gleichaltrigengruppe zu thematisieren, sondern auch die institutionelle soziale Unterstützung (beispielsweise durch Beratungseinrichtungen) zu diskutieren. Weiterhin sollen in diesem Modul die sozialen Kompetenzen der Schüler gefördert werden. Dadurch sollen sie einerseits besser in die Lage versetzt werden, sich soziale Unterstützung zu suchen, und andererseits soll sich gleichzeitig ihr soziales Konfliktpotenzial reduzieren, sodass dadurch zu einer Verringerung des Stresserlebens beigetragen wird.

*Ergänzungsmodul zu Entspannung und Zeitmanagement*

In dem Ergänzungsmodul zu Entspannung und Zeitmanagement steht die Vermittlung von Ruhe und Entspannung als Stressbewältigungsstrategie im Mittelpunkt. Dazu erfolgt eine Einführung in die progressive Muskelrelaxation als systematische Entspannungs-technik, aber auch andere Möglichkeiten, sich Ruhe und Entspannung zu verschaffen, werden thematisiert. Darüber hinaus wird auf Techniken zur Verbesserung des Zeitmanagements eingegangen, um dadurch mehr Zeitphasen für Ruhe zu erhalten.

Durch die Kombination des Basismoduls mit in der Regel jeweils einem der Ergänzungsmodule wird ein Trainingsumfang von insgesamt acht Sitzungen à 90 Minuten erreicht. Wenn es die (schulischen) Rahmenbedingungen erlauben, können erweiterte Programmdurchführungen stattfinden, indem zwei oder alle drei Ergänzungsmodule eingesetzt werden (z. B. im Rahmen von Projektwochen, die häufig einen großzügigeren Zeitrahmen gestatten). Außerdem besteht die Möglichkeit, bewährte Elemente aller drei Ergänzungsmodule zu einem sog. „Kombimodul" zusammenzustellen, das ebenfalls vier Doppelstunden umfasst und somit als themenübergreifende Alternative das Basismodul ergänzen kann. Darüber hinaus kann die ursprünglich als trainingsbegleitendes Angebot entwickelte SNAKE-Internetplattform auch als eigenständiges E-Learning-Projekt eingesetzt werden, wenn beispielsweise die zeitlichen Ressourcen nicht für eine Durchführung des „Face-to-Face"-Gruppentrainings in der Schule reichen. Die größten Trainingseffekte allerdings werden bei einer Kombination von schulbasiertem Training und begleitender Nutzung des E-Learning-Angebots erzielt.

*Variationsmöglichkeiten beim SNAKE-Training*

Die Ergebnisse verschiedener Evaluationsstudien zur Wirksamkeit von SNAKE zeigen, dass das Stresspräventionsprogramm bei den teilnehmenden Jugendlichen nicht nur einen Wissenszuwachs im Bereich Stress und Stressbewältigung bewirkt, sondern auch zu einer Reduktion der wahrgenommenen Stresssymptomatik und zu einer Verbesserung der Selbstwirksamkeitserwartung führt.

*SNAKE wirkt*

> **Fazit**
> Institutionelle Hilfen stehen nicht erst zur Verfügung, wenn Jugendliche bereits Probleme haben: Primärpräventive Ansätze zielen vielmehr darauf ab, die Stressbewältigungskompetenzen aller Jugendlichen zu stärken, um die Wahrscheinlichkeit für das Auftreten von erhöhten Stress- und Problembelastungen zu reduzieren. Hier setzt auch das Stresspräventionsprogramm SNAKE an, das als Gruppentraining im Schulkontext durchgeführt werden kann und die Problemlösekompetenzen der jugendlichen Teilnehmerinnen und Teilnehmer verbessern hilft.

# Serviceteil

© Springer-Verlag GmbH Deutschland 2017
A. Lohaus, M. Fridrici, H. Domsch, *Jugendliche im Stress*,
DOI 10.1007/978-3-662-52861-7

# Literatur

Albert, M., Hurrelmann, K., & Quenzel, G. (2010). *16. Shell Jugendstudie. Jugend 2010*. Frankfurt: Fischer.

Arnett, J. J. (1999). Adolescent storm and stress, reconsidered. *American Psychologist, 54*, 317–326.

Baacke, D. (1997). *Medienpädagogik*. Tübingen: Niemeyer.

Baltes, P. B., & Baltes, M. M. (1990). Psychological perspectives on successful aging: The model of selective optimization with compensation. In P. B. Baltes & M. M. Baltes (Eds.), *Successful Aging: Perspectives from the Behavioral Sciences* (pp. 1–33). New York: Cambridge University Press.

Baumrind, D. (1971). *Current patterns of parental authority*. Developmental Psychology Monograph, 4, part 2.

Behrens, P., & Rathgeb, T. (2012). JIM-Studie 2012 – Jugend, Information und (Multi-)Media. http://www.mpfs.de/fileadmin/JIM-pdf12/JIM2012_Endversion.pdf [Stand: 24.8. 2016].

Beyer, A., & Lohaus, A. (2006). Stresspräventionstraining im Jugendalter. Göttingen: Hogrefe.

Beyer, A., Fridrici, M., & Lohaus, A. (2007). Trainingsprogramme für Jugendliche. In I. Seiffge-Krenke & A. Lohaus (Hrsg.), *Stress und Stressbewältigung im Kindes- und Jugendalter* (S. 247–263). Göttingen: Hogrefe.

BITKOM (2013). *Soziale Netzwerke 2013: Eine repräsentative Untersuchung zur Nutzung sozialer Netzwerke im Internet*. http://www.bitkom.org/files/documents/SozialeNetzwerke_2013.pdf [Stand: 24.8.2016].

Bös, K. (2003). Motorische Leistungsfähigkeit von Kindern und Jugendlichen. In W. Schmidt (Hrsg.), *Erster Deutscher Kinder-und Jugendsportbericht* (S. 85–107). Schorndorf: Hofmann.

Brooks, R.B., & Goldstein, S. (2002). *Raising resilient children: Fostering strength, hope, and optimism in your child*. Chicago: Contemporary Books.

Bundeskonferenz für Erziehungsberatung (2014). bke-beratung.de – Erziehungs- und Familienberatung im Internet. Bericht 2014. http://www.bke.de/content/application/explorer/public/virtuelle-beratungsstelle/2015/bke-online-bericht_2014_netz.pdf [Stand: 24.8.2016].

Bundeszentrale für gesundheitliche Aufklärung (2010). *Jugendsexualität – Repräsentative Wiederholungsbefragung von 14- bis 17-Jährigen und ihren Eltern*. Köln: Bundeszentrale für gesundheitliche Aufklärung.

Bundeszentrale für gesundheitliche Aufklärung (2012). *Die Drogenaffinität Jugendlicher in der Bundesrepublik Deutschland 2011. Der Konsum von Alkohol, Tabak und illegalen Drogen: Aktuelle Verbreitung und Trends*. Köln: Bundeszentrale für gesundheitliche Aufklärung.

Campbell, M., Spears, B., Slee, P., Butler, D., & Kift, S. (2012). Victims' perceptions of traditional and cyberbullying, and the psychosocial correlates of their victimisation. *Emotional & Behavioural Difficulties, 17*, 389–401.

Coleman, J.C. (1974). *Relationships in adolescence*. London: Routledge and Kegan Paul.

Coleman, J.C. (2011). *The nature of adolescence*. London: Routledge.

Currie, C., Zanotti, C., Morgan, A., Currie, D., de Looze, M., Roberts, C., Samdal, O., Smith, O.R.F., & Barnekow, V. (2012). *Social determinants of health and well-being among young people*. Copenhagen: WHO.

Dahl, R.E. (1999). The consequences of insufficient sleep for adolescents: Links between sleep and emotional regulation. *Phi Delta Kappan, 80*, 354–359.

Dweck, C. (2006). *Mindset: The New Psychology of Success*. New York: Ballantine Books.

De Goede, I. H. A., Branje, S. J. T., & Meeus, W. H. J. (2009). Developmental changes in adolescents' perceptions of relationships with their parents. *Journal of Youth and Adolescence, 38*, 75–88.

Elkind, D. (1967). Egocentrism in adolescence. *Child Development, 38*, 1025–1034.

Evangelou, B., & Marquardt, D. (2014). Die offene Sprechstunde für Jugendliche. Ein Angebot der bke-Onlineberatung. In H. Scheuerer-Englisch, A. Hundsalz & K. Menne (Hrsg.), *Jahrbuch für Erziehungsberatung, Band 10* (S. 153–165). Weinheim: Beltz Juventa.

Feierabend, S., Karg, U., & Rathgeb, T. (2013). 15 Jahre JIM-Studie – Jugend, Information, (Multi-) Media. http://www.mpfs.de/fileadmin/JIM15/PDF/15JahreJIMStudie.pdf [Stand:24.8.2016].

Feierabend, S., Plankenhorn, T., & Rathgeb, T. (2014). JIM-Studie 2014 – Jugend, Information und (Multi-) Media. http://www.mpfs.de/fileadmin/JIM-pdf14/JIM-Studie_2014.pdf [Stand: 24.8.2016]

Flammer, A., & Alsaker, F. D. (2002). *Entwicklungspsychologie der Adoleszenz*. Bern: Huber.

Fricke-Oerkermann, L., Frölich, J., Lehmkuhl, G., & Wiater, A. (2007). *Schlafstörungen*. Göttingen: Hogrefe.

Fridrici, M., & Lohaus, A. (2007). Stressprävention für Jugendliche. Verbessert ein begleitendes e-Learning-Angebot die Effekte eines Trainingsprogramms? *Zeitschrift für Gesundheitspsychologie, 15*, 95–108.

Fridrici, M., & Lohaus, A. (2008). Sind Jugendliche „online" besser zu erreichen? Zur Internetnutzung bei Stresspräventionsmaßnahmen für Jugendliche. *Praxis der Kinderpsychologie und Kinderpsychiatrie, 57*, 39–59.

Gardner, M., & Steinberg, L. (2005). Peer influence on risk taking, risk preference, and risky decision making in adolescence and adulthood: An experimental study. *Developmental Psychology, 41*, 625–635.

Goebel, M.U., & Schedlowski, M. (2003). Immunologische Erkrankungen: Rheuma, Lupus erythematodes und HIV-Infektion. In U. Ehlert (Hrsg.), *Verhaltensmedizin* (S. 447–470). Heidelberg: Springer.

Greeno, C., Wing, R., Matthews, K., & Vitaliano, P. (1998). Stress predicts overeating and weight gain outside of the laboratory: Data from multiple studies. *Annals of Behavioral Medicine, 20*, S 032.

Grund, A., Schmid, S., Klingsieck, K.B., & Fries, S. (2012). Studierende schieben Pflichten auf, aber auch persönliche Projekte: Typen aufgeschobener und ausgeführter

Handlungen im Alltag Studierender. *Zeitschrift für Entwicklungspsychologie und Pädagogische Psychologie, 44,* 192–208.

Hagger, M. S., Biddle, S. J. H., & Wang, C. K. J. (2005). Physical self-concept in adolescence: Generalizability of a multidimensional hierarchical model across gender and grade. *Educational and Psychological Measurement, 65,* 297–322.

Havighurst, R. J. (1972). *Developmental tasks and education.* New York: David McKay.

Heinrichs, N., & Lohaus, A. (2011). *Klinische Entwicklungspsychologie.* Weinheim: Beltz.

Herpertz-Dahlmann, B. (2011). Psychiatrische Erkrankungen in der Adoleszenz. In P.J. Uhlhaas & K. Konrad (Hrsg.), *Das adoleszente Gehirn* (S. 206–222). Stuttgart: Kohlhammer.

Hinsch, R., & Pfingsten, U. (2007). *Das Gruppentraining sozialer Kompetenzen (GSK).* Weinheim: Beltz.

Hinsch, R., & Wittmann, S. (2010). *Soziale Kompetenz kann man lernen.* Weinheim: Beltz.

Initiative D21 & TNS Infratest (2015). D21-Digital-Index 2015. Die Gesellschaft in der digitalen Transformation. Herausgegeben von Initiative D21 und TNS Infratest. http://www.initiatived21.de/publikationen/ [Stand: 24.8.2016].

Jugert, G., Rehder, A., Notz, P., & Petermann, F. (2013). Soziale Kompetenz für Jugendliche. Weinheim: Beltz.

Klein-Heßling, J., & Lohaus, A. (2012). *Stresspräventionstraining für Kinder im Grundschulalter.* Göttingen: Hogrefe.

Klein-Heßling, J., Lohaus, A., & Beyer, A. (2003). Gesundheitsförderung im Jugendalter: Attraktivität von Stressbewältigungstrainings. *Zeitschrift für Gesundheitswissenschaft, 11,* 365–380.

Konrad, K. (2011). Strukturelle Hirnentwicklung in der Adoleszenz. In P.J. Uhlhaas & K. Konrad (Hrsg.), *Das adoleszente Gehirn* (S. 124–138). Stuttgart: Kohlhammer.

Kowalski, R. M., Giumetti, G. W., Schroeder, A. N., & Lattanner, M. R. (2014). Bullying in the digital age: A critical review and meta-analysis of cyberbullying Research among Youth. *Psychological Bulletin, 140,* 1073–1137.

Lampert, T., Sygusch, R., & Schlack, R. (2007). Nutzung elektronischer Medien im Jugendalter. *Bundesgesundheitsblatt – Gesundheitsforschung – Gesundheitsschutz, 50,* 643–652.

Leidenberger, F., Strowitzki, T., & Ortmann, O. (2009). *Klinische Endokrinologie für Frauenärzte.* Heidelberg: Springer.

Livingstone, S., Haddon, L., Görzig, A., & Ólafsson, K. (2012) *Risks and safety on the internet: The perspective of European children. Full findings and policy implications from the EU Kids Online survey of 9-16 year olds and their parents in 25 countries.* http://eprints.lse.ac.uk/33731/1/Risks%20and%20safety%20on%20the%20internet%28Isero%29.pdf [Stand: 24.8.2016].

Livingstone, S., Mascheroni, G., Ólafsson, K., Haddon, L. with the networks of EU Kids Online and Net Children Go Mobile (2014). *Children's online risks and opportunities: Comparative findings from EU Kinds Online and Net Children Go Mobild.* http://eprints.lse.ac.uk/60513/1/__lse.ac.uk_storage_LIBRARY_Secondary_libfile_shared_repository_Content_EU%20Kids%20Online_EU%20Kids%20Online-Children%27s%20online%20risks_2014.pdf [Stand: 24.8.2016].

Lohaus, A., & Heinrichs, N. (2013). *Chronische Erkrankungen im Kindes- und Jugendalter: Psychologische und medizinische Grundlagen.* Weinheim: Beltz.

Lohaus, A., & Heinrichs, N. (2015). Essstörungen aus Geschlechterperspektive. In P. Kolip & K. Hurrelmann (Hrsg.), *Handbuch Geschlecht und Gesundheit.* Weinheim: Juventa.

Lohaus, A., & Klein-Heßling, J. (2000). Coping in childhood: A comparative evaluation of different relaxation techniques. *Anxiety, Stress, and Coping, 13,* 187–211.

Lohaus, A., & Seiffge-Krenke, I. (2007). Stresssymptomatik. In I. Seiffge-Krenke & A. Lohaus (Hrsg.), *Stress und Stressbewältigung im Kindes- und Jugendalter* (S. 177-188). Göttingen: Hogrefe.

Lohaus, A., & Vierhaus, M. (2015). *Entwicklungspsychologie des Kindes- und Jugendalters.* Heidelberg: Springer.

Lohaus, A., Beyer, A., & Klein-Heßling, J. (2004). Stresserleben und Stresssymptomatik bei Kindern und Jugendlichen. *Zeitschrift für Entwicklungspsychologie und Pädagogische Psychologie, 36,* 38–46.

Lohaus, A., Ball, J., Klein-Heßling, J., & Wild, M. (2005). Relations between media use and self-reported symptomatology in young adolescents. *Anxiety, Stress and Coping, 18,* 333–341.

Lohaus, A., Eschenbeck, H., Kohlmann, C.-W., & Klein-Heßling, J. (2006). *Fragebogen zur Erhebung von Stress und Streßbewältigung im Kindes- und Jugendalter (SSKJ 3–8).* Göttingen: Hogrefe.

Lohaus, A., Fridrici, M., & Maass, A. (2009). Stressprävention im Jugendalter. Effekte eines Trainingsprogramms mit Internetbegleitung. *Zeitschrift für Gesundheitspsychologie, 17,* 13–21.

Maass, A., Lohaus, A., & Wolf, O. (2010). Stress and media in adolescent boys – Psychophysiological effects of violent and non-violent television programs and video games. *Journal of Children and Media, 4,* 18–38.

Maass, A., Kollhörster, K., Riediger, A., MacDonald, V., & Lohaus, A. (2011). Effects of violent and non-violent computer game content on memory performance in adolescents. *European Journal of Psychology of Education, 26,* 339–353.

Marcia, J. E. (1980). Identity in adolescence. In J. Adelson (Ed.), *Handbook of adolescent psychology* (pp. 159–187). New York: Wiley.

Melfsen, S., & Warnke, A. (2004). Soziale Phobie. In S. Schneider (Hrsg.), *Angststörungen bei Kindern und Jugendlichen* (S. 165–196). Heidelberg: Springer.

Menne, K. (2010). Ratsuchende und Leistungen der Erziehungsberatung. In A. Hundsalz, K. Menne & H. Scheuerer-Englisch (Hrsg.), *Jahrbuch für Erziehungsberatung, Band 8* (S. 33–46). Weinheim: Juventa.

Miller-Day, M.A. (2002). Parent-adolescent communication about alcohol, tobacco, and other druguse. *Journal of Adolescent Research, 17,* 604–616.

Mindell, J.A., & Owens, J.A. (2003). Sleep problems in pediatric practice. *Journal of Pediatric Health Care, 17,* 324–331.

Nansel, T. R., Overpeck, M., Pilla, R. S., Ruan, W. J., Simons Morton, B., & Scheidt, P. (2001). Bullying behaviors among U.S. youth: Prevalence and association with psychosocial adjustment. *Journal of the American Medical Association,* *285,* 2094–2100.

Nitsch, R. (2012). Beratung für Jugendliche. Jugendliche in der Erziehungsberatung – kein Randphänomen. In K. Menne, H. Scheuerer-Englisch & A. Hundsalz (Hrsg.), *Jahrbuch für Erziehungsberatung, Band 9* (S. 124–150). Weinheim: Beltz Juventa.

Olweus, D. (1993). *Bullying at school.* Cambridge: Blackwell.

Olweus, D. (2012). Cyberbullying: An overrated phenomenon? *European Journal of Developmental Psychology, 9,* 520–538.

Patrzek, J. (2014). *Akademische Prokrastination: Exploration und Diagnose von Antezedenzien, Gründen und Konsequenzen.* Universität Bielefeld (unveröffentliche Dissertation).

Paulus, P., Schumacher, L., & Sieland, B. (2012). *Medienkonsum von Schülerinnen und Schülern – Zusammenhänge mit Schulleistungen und Freizeitverhalten.* http://www.leuphana.de/fileadmin/user_upload/newspool/meldungen/files/DAKLeuphanaStudie.pdf [Stand: 24.8.2016].

Petermann, F., & Petermann, U. (2010). *Training mit Jugendlichen: Aufbau von Arbeits- und Sozialverhalten.* Göttingen: Hogrefe.

Pinquart, M. (2012). *Wenn Kinder und Jugendliche körperlich chronisch krank sind: Psychische und soziale Entwicklung, Prävention, Intervention.* Heidelberg: Springer.

Ravens-Sieberer, U., Thomas, C., & Erhart. M. (2003). Körperliche, psychische und soziale Gesundheit von Jugendlichen. In K. Hurrelmann, A. Klocke, W. Melzer & U. Ravens-Sieberer (Hrsg.), *Jugendgesundheitssurvey – Internationale Vergleichsstudie im Auftrag der WHO* (S. 19–99). Weinheim: Juventa.

Roberts, R.E., Roberts, C.R., & Chen, I.G. (2002). Impact of insomnia on future functioning of adolescents. *Journal of Psychosomatic Research, 53,* 561–569.

Ryan, A.M. (2001). The peer group as a context for the development of young adolescent motivation and achievement. *Child Development, 72,* 1135–150.

Schack, T., & Pollmann, D. (2014). Motorik – Entwicklung, Diagnostik und Intervention. In A. Lohaus & M. Glüer (Hrsg.), *Entwicklungsförderung im Kindesalter. Grundlagen, Diagnostik und Intervention* (S. 45–62). Göttingen: Hogrefe.

Schmid, M., & Antes, W. (2013). *Jugendstudie Baden-Württemberg 2013.* http://www.jugendstiftung.de/fileadmin/Dateien/Jugendstudie_120_geschuetzt.pdf [Stand: 24.8.2016].

Schöll, M. (2008). *Körperliche Aktivität bei adoleszenten Essstörungen und assoziierte psychopathologische und biologische Bedingungen.* Unveröffentlichte Dissertation, RWTH Aachen.

Schouwenburg, H.C. 2004. Procrastination in academic settings: General introduction. In H.C. Schouwenburg, C.H. Lay, T.A. Pychyl & J.R. Ferrari (Eds.), *Counseling the procrastinator in academic settings* (pp. 3–17). Washington, DC: American Psychological Association.

Silbereisen, R.K., & Weichold, K. (2012). Jugend (12–19 Jahre). In W. Schneider & U. Lindenberger (Hrsg.), *Entwicklungspsychologie* (7. Auflage, S. 235–258). Weinheim: Beltz.

Sisk, C.L., & Zehr, J.L. (2011). Pubertätshormone stukturieren Gehirn und Verhalten von Jugendlichen. In P.J. Uhlhaas & K. Konrad (Hrsg.), *Das adoleszente Gehirn* (S. 91–111). Stuttgart: Kohlhammer.

Small, S.A., Eastman, G., & Cornelius, S. (1988). Adolescent autonomy and parental stress. *Journal of Youth and Adolescence, 17,* 377–391.

Smink, F. R. E., van Hoeken, D., & Hoek, H. W. (2012). Epidemiology of eating disorders: Incidence, prevalence and mortality rates. *Current Psychiatry Reports, 14,* 406–414.

Steinberg, L. (2008). *Adolescence* (8th edition). New York: McGraw-Hill.

Steward, M.A. (1995). Effective physician-patient communication and health outcomes: A review. *Canadian Medical Association Journal, 152,* 1423–1433.

Techniker Krankenkasse (2013). *TK-Studie zur Stresslage der Nation („Bleib locker, Deutschland").* http://www.tk.de/centaurus/servlet/contentblob/590188/Datei/115474/TK_Studienband_zur_Stressumfrage.pdf [Stand: 24.8.2016].

TNS Infratest & Initiative D21 (2005). *(N)Onliner-Atlas 2005. Eine Topographie des digitalen Grabens durch Deutschland.* Herausgegeben von NS Infratest und Initiative D21. http://www.initiatived21.de/publikationen/ [Stand: 24.8.2016].

Treumann, K.P., Meister, D.M., Sander, U., Burkatzki, E., Hagedorn, J., Kämmerer, M., Strotmann, M., & Wegener, C. (2007). *Medienhandeln Jugendlicher.* Wiesbaden: VS Verlag für Sozialwissenschaften.

Wachs, S., & Wolf, K. D. (2011). Correlates of cyberbullying and bullying: First results of a self-report study. *Praxis der Kingerpsychologie und Kinderpsychiatrie, 60,* 735–744.

Walter, U., Liersch, S., & Gerlich, M.G. (2011). Die Lebensphase Adoleszenz und junge Erwachsene – Gesellschaftliche und alterspezifische Herausforderungen zur Förderung der Gesundheit. In U. Walter (Hrsg.), *Weissbuch Prävention 2010/11 Adoleszenz und junge Erwachsene* (S. 3–30). Heidelberg: Springer.

Wolf, J. (2014). Jugendliche und junge Erwachsene in der Beratung. In H. Scheuerer-Englisch, A. Hundsalz & K. Menne (Hrsg.), *Jahrbuch für Erziehungsberatung, Band 10* (S. 166–185). Weinheim: Beltz Juventa.

Yeresyan, I., & Lohaus, A. (2013). Stress, well-being and coping among Turkish, German and Turkish-German adolescents: Results of a cross-cultural comparison. In K. Moore, K. Kaniasty, P. Buchwald & A. Sesé (Eds.), *Stress and Anxiety* (pp. 75–82). Berlin: Logos.

# Stichwortverzeichnis

Stichwortverzeichnis

Printed in the United States
By Bookmasters